100歳まで切れない、詰まらない！

血管の老化は「足」で止められた

池谷敏郎

青春新書
PLAYBOOKS

はじめに

人生100年時代という言葉がすっかり当たり前になってきました。特に女性は、2人に1人が90歳まで生きるといわれています。私と同年代の還暦の方々は、これまで生きてきた年月の半分以上が、まだこの先に待っているということです。

どうせ長生きするのなら、元気に、健康に、若々しくいたいですよね。

そのカギを握るのが「血管」です。血管が、たっぷりの酸素と栄養を全身に送り届けてくれることで、全身の臓器が元気でいられます。だから、いつまでも元気で健康で若々しくいるには、血管を若々しく保つことが欠かせません。

ただ、困ったことに**血管は「物言わぬ臓器」**です。傷んでいたり、老化が進んでいたりしても、そのことを自ら知らせてはくれません。

そこで、注目してほしいのが「**足**」です。

詳しくは本文で説明しますが、足の血管は全身のほかの血管よりも饒舌《じょうぜつ》なので、日頃から気にかけてあげると、血管の衰えを教えてくれます。ちゃんとサインを出してくれるのです。

足の血管が出すサインに早めに気づいて対処すれば、その先に起こるかもしれないさまざまな血管病——心筋梗塞や脳卒中など——を防ぐことができます。

そう、**100歳まで切れない、詰まらない血管を保つには、実は、足の血管がポイント**だったのです。

私は、循環器内科医として血管の病気の治療や予防を行ってきましたが、血管のケアは肌のお手入れによく似ていると感じています。ガサガサしていた肌も、日々の食事やお手入れ次第ですべすべになりますよね。いくつになっても、お手入れの効果はてきめんに表れます。血管も同じなのです。早いに越したことはありませんが、**何歳からでも「血管力」を高めることはできます。**

共通点はもう1つあります。それは、若返るためのお手入れは、**医者任せではなく、自分自身にしかできない**こと。この本では、足の血管力を高めるちょっとしたコツをお伝えしていきます。ぜひ日々の生活に取り入れて、血管の健康を、そして長い人生を守りましょう！

『血管の老化は「足」で止められた』目次

2章 健康寿命を延ばす「足の血管力」の高め方

100歳まで切れない、詰まらない血管をつくる

3章 歩くだけで「足の血管力」がアップする

血管以外にも健康効果がいっぱい！

4章 「足の血管力」を高める簡単エクササイズ

「1日5分」で血管から若返る

5章

血管の老化を止める！　毎日の過ごし方

健康寿命を延ばす食事と生活習慣

本文イラスト…池田須香子
本文デザイン…青木佐和子

1章

老けない血管をつくる秘訣は「足」にある！

60歳からは「足の血管力」が老化の分かれ道

人は「足の血管」とともに老化する

人は血管とともに老化する――。
もう100年も前からいわれ続けていることです。

特に理由はないのに、なぜだか疲れが続く。
手足が冷える。肌が乾燥する。シミが増えた。
ちょっと階段を上っただけで息切れする。

こうした「年のせい」と片付けられてしまいそうな、ちょっとした不調や悩みも、実は「血管のせい」であることが多いのです。
血管は、全身をくまなく巡り、酸素と栄養を送り、いらないものを回収してくれているので、その働き者の血管が老いると、全身が影響を受けます。

ただ、逆にいうと、血管を若々しく保つことができれば、全身を若く保つことができます。ですから、「血管を若く保つことが大事ですよ！」と、患者さんたちにも、これまでに書いた本でも伝えてきました。

そのことは、もちろん変わりません。

ただ最近、血管のなかでも「足の血管」に注目することが大切ではないか、と考えるようになりました。

「なぜ足？」と思うでしょうか。理由は大きく2つあります。

1つは、**血管の老化のサインは足に出やすい**から。

もう1つは、**「足の血管力」を高めることが、全身の血管力を高める手っ取り早い方法**だからです。

足の血管力を意識することで、血管の老化をいち早くキャッチし、同時に、全身の血管を若返らせ、全身の血管の老化を防ぐこともできます。

「人は血管とともに老化する」という言葉は、**「人は足の血管とともに老化する」**と言い換えられるのです。

「足」が教えてくれる老化の5つのサイン

血管は、「**物言わぬ臓器**」といわれます。

老化が進んでも、初期の頃には、何の症状も出ないからです。何らかの自覚症状が出たときには、すでに動脈硬化がすっかり進行して、大事な血管が狭くなったり詰まったりしていた、ということが多いのです。

そのため、心筋梗塞や脳卒中といった血管病は「突然死が怖い」といわれるのですね。

自覚症状のないまま動脈硬化が進行して、あるとき、大変な血管事故を起こす――。血管が「**サイレントキラー**（**静かなる殺し屋**）」とも呼ばれる所以《ゆえん》です。

しかし、脳卒中や狭心症・心筋梗塞を発症するよりも早い段階で、下肢の動脈硬化がわかりやすい症状で出ることも少なくありません。

足で全身の動脈硬化の進行に気づくことができれば、心臓や脳での大事故に至る前に、対処することができます。

こんな症状があれば「足の動脈硬化」かも!?

当てはまる数が多いほど、
足の動脈硬化の疑いが強まります。

① 同世代の人と比べて、歩く速度が遅くなった	□
② 足が冷える。またはしびれがある	□
③ 歩くと足の痛みやしびれが起きるが、休憩するとよくなる	□
④ 足が痛んだり、つりやすい(こむら返り)	□
⑤ 水虫や、足にできた傷がなかなか治らない	□

上記の5項目で該当するものはありますか？

当てはまるものがあっても、「まぁ、よくあること」と、あまり気にとめていなかったかもしれません。でも、これらは実は、足の血管力が衰えてきたサインなのです。

サイン①……歩くスピードが遅い

歩く速度が遅い、特に同年代の人と比べても遅いときには何らかの原因があります。筋肉や骨の衰えを疑いがちですが、足の血管力の低下も原因の1つなのです。

速く歩くには、筋肉をたくさん動かすため

に、たくさんの酸素が必要になります。つまり、血流が大事です。

足の血管力が低下して、血行が悪くなっていると、ちょっと速く歩こうとすると血流が足りなくなってしんどくなります。だから、自《おの》ずと歩くスピードが遅くなるのです。

サイン②……冷え、しびれ

冷えは、それこそ「よくあること」と思う人が多いかもしれません。実際、若い人も含めて手足の冷えを感じている人は多いですが、これも血管力が低下しているサインです。

末端の血管が開きにくくなって血行が悪くなると、末端まで十分な血液が行き渡らなくなります。そうすると、足先が冷たくなるのです。

同様にしびれも、血行が悪くなっているサインの1つです。しびれと聞くと「神経が悪いのかな」とも思うかもしれません。でも、神経に酸素と栄養を渡しているのも血管なので、血行が悪くて神経に十分な血液が行き渡らなくなると、しびれが生じます。

足の動脈硬化の初期症状が、冷えとしびれです。

「たかが冷え」「たかがしびれ」と思わず、足の血管力が低下しているサインの1つであることを覚えておいてください。

サイン③……間欠性跛行《かんけつせいはこう》

少し歩くと、足がしびれたり痛くなったりして、少し休憩するとまた歩けるようになる。これは「間欠性跛行」といわれ、足の血管力が低下したときに見られる、いちばん特徴的なサインです。

歩くときには、足の筋肉はたくさんの酸素を必要とします。足の血管力が落ちていると、十分な酸素を送り届けることができないので、歩くとしびれや痛みが出て、休むと症状が治まるのです。

ちなみに、間欠性跛行のもう1つの原因が、「脊柱管狭窄症《せきちゅうかんきょうさくしょう》」です。これは、背骨が変形することで、脊髄《せきずい》の神経の通り道である脊柱管が狭くなってしまう病気のこと。

脊柱管狭窄症の人も、歩くとしびれや痛みが出て、しばらく休むとまた歩けるようになる間欠性跛行が見られます。ただ、脊柱管狭窄症の場合、前かがみになると症状がやわらぐのが特徴です。

サイン④……足がつりやすい

運動中や寝ているときに突然足がつる。このことを、「こむら返り」といいます。「こむら」は、ふくらはぎのこと。足の裏や太ももなど、ふくらはぎ以外でもこむら返りは起きますが、ふくらはぎが多いので「こむら（ふくらはぎ）返り」と呼ばれています。

こむら返りは冷えや脱水、筋肉の疲労、ミネラル不足などが原因といわれますが、血行不良も原因の1つです。

動脈硬化や下肢静脈瘤《かしじょうみゃくりゅう》などの血行障害があると、こむら返りが起こりやすいのです。たまに足がつるくらいなら、そう心配することはありませんが、足が頻繁《ひんぱん》につる場合は、足の血管力の低下が疑われます。

サイン⑤……水虫、足の傷の治りが遅い

足に水虫や傷ができたときに「なかなか治らないな」と感じることはありませんか？

治らないからずっと薬を塗り続けている人がいますが、実は原因は皮膚ではなく、血流にあることも多いのです。

血流が悪くなると、水虫も傷も治りが遅くなります。

そのほか、血流が悪くなると、末端まで十分な血液が届かなくなり、足の爪が変形・変色したり、足の指の毛が抜けたりすることも。もし左右の足を比べて、片方が指毛が濃く、片方が薄いなど、左右差がある場合には要注意です。血流の低下が疑われます。

5つの項目のうち、1つでも該当すれば、すでに足の血管力が低下している可能性があります。そして、当てはまる項目が増えれば増えるほど、疑いは濃厚になります。

当てはまる項目がある人は、今がチャンスです。足の血管力を高めて、全身の血管の状態を改善し、全身の若返りを図りましょう。

当てはまる項目がなかった人は、そのままよい状態を保ち、老化を防ぎましょう！

意外に多い「足の動脈硬化」

前項では、足の血管力が低下しているサインを5つ紹介しました。足の血管力が低下している状態とは、つまりは**「足の動脈硬化」が起きている**ということです。

動脈が硬くもろくなるのが、動脈硬化です。

動脈硬化についてはよく知られていますが、足の血管にも動脈硬化が起こることはまだ知らない人が多いのではないでしょうか。

足の動脈硬化は、専門用語では「下肢《かし》閉塞性《へいそくせい》動脈疾患《どうみゃくしっかん》」「末梢動脈疾患」などと呼ばれますが、この本ではわかりやすいように「足の動脈硬化」で統一しましょう。

足の動脈硬化は、今、増えているのです。

先ほどの5つのサインに当てはまった人は、「足の動脈硬化が進んでいるかも……」と、心配になったかもしれません。

正確に調べるには、「ＡＢＩ（ankle brachial index）検査」というものがあります。ベッドに横になって、血圧を測るときに腕に巻くマンシェットを左右の腕と足首に巻きます。そして、グーッと締めながら両腕と両足首の血圧を同時に測り、その比率を計測します。

腕の血圧よりも、足首で測った血圧のほうがやや高いのが正常です。

つまり、「足の血圧÷腕の血圧」が「１」をやや超えているのが正常値。

ところが、差がなかったり、足の血圧のほうがやや低かったりすることがあります。そういう人は、足首に至る血管のどこかに狭くなっている場所があるということです。

具体的には「足の血圧÷腕の血圧」が「０・９」以下だと、足の動脈硬化が疑われます。

ＡＢＩ検査は、両腕と両足首の血圧を同時に測るというだけの検査なので、痛みも何もなく、５分ほどで終わる、手軽に受けられる検査です。多くのクリニックで健康保険を利用して受けられますし、健康診断や人間ドックのオプションに入っている場合もあります。

このＡＢＩ検査で足の動脈硬化があるかどうかはわかりますが、さらに、どこに血行障害があるのかを調べるには、超音波検査やCT、MRA（磁気共鳴血管撮影）などの画像検査を行います。特に、造影剤という薬を点滴で動脈内に注入した上でCTで撮影すると、どの部分がどのくらい狭まっているのか、血管の状態を詳しく診ることができます。

●自宅でできるテストも

足の血管力が低下しているサインがあっても、病院で検査を受けるのはちょっと勇気がいるでしょうか。そこで、足の動脈硬化がないか、自分で調べる方法も紹介しましょう。それが「足上げテスト」です。足を上げたまま足首を曲げ伸ばしし、その後、足の色を確認してみてください。

健康な足は、ほとんど色味が変わりません。ところが、血流が悪くなっていると、蒼白になるのです。左右の足の色に違いがないか、確認しましょう。疼《うず》くような痛みが出た場合も、血流が悪くなっていると考えられます。

この「足上げテスト」で足が真っ白になったり、痛みが出たりした場合は、一度、病院で検査を受けましょう。健康診断のときにABI検査を追加してもいいですね。

まずは、「足上げテスト」を自宅で試してみてください。

「足上げテスト」のやり方

自宅で簡単にできる「足の動脈硬化」のチェック法をご紹介します。この「足上げテスト」の結果がよくない場合は、医療機関で検査することをおすすめします。

① 仰向けに寝そべり、両足を60度ほど上げる。
＊足を上げたままの状態をキープするのがきついときは、足を壁につけたりソファーなどにのせる。

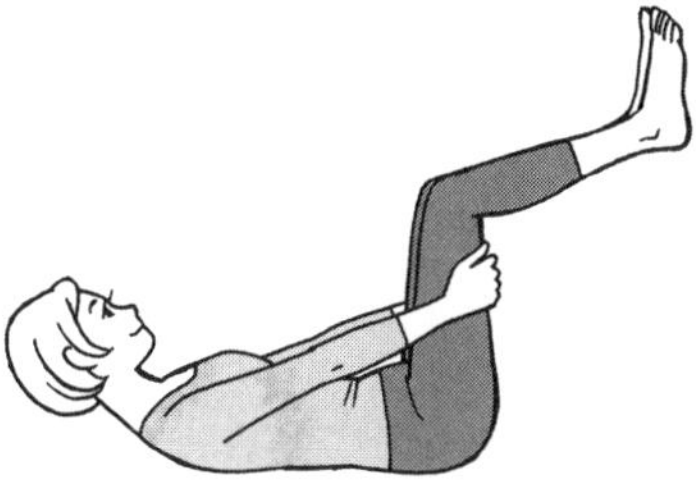

② 足を上げたまま、足首を20～30回曲げ伸ばす。

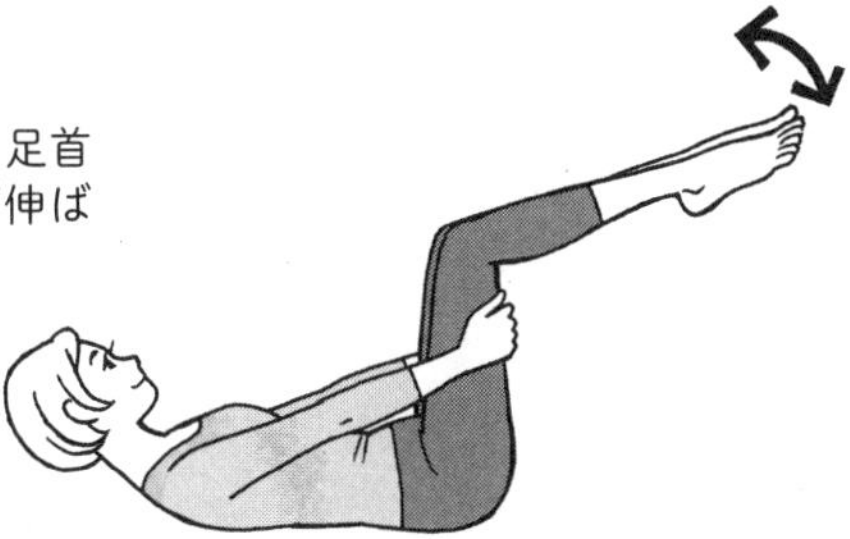

③ 足を下ろして、すぐに足の裏の色に左右差がないかを確認する。
＊1人で行うときは足の裏が見えにくいので、足の甲や指の色でもOK。

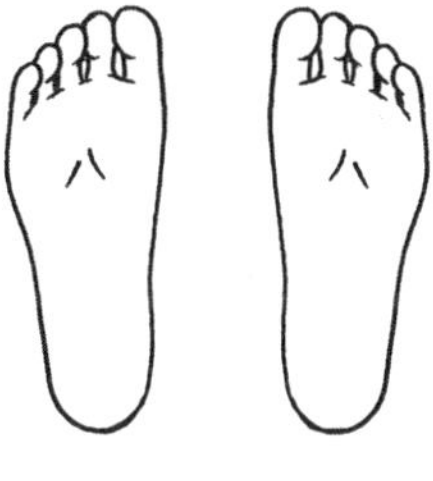

足の色に赤みがなく白くなっている、足の色に左右差がある、足に痛みが出た場合には、「足の動脈硬化」が進んでいる可能性があります。

「足を使わない生活」では血管は老ける一方

コロナ禍で在宅勤務が増えたこと、外出自粛モードがなかなか抜けないことで、以前にも増して、足を使わない生活を送る人が増えています。

でも、後ほど詳しく説明しますが、**全身の血管力を高めるには、足を使う生活が欠かせません**。そのことを教えてくれる、患者さんのエピソードがあります。

私のクリニックに通っている患者さんで、絵を描くことが趣味の方がいらっしゃいました。70歳の男性の方で、とにかくじっと座って絵を描いているので、ほとんど歩かない生活をされていたのです。

あるときから歩くと足が痛むようになり、「歩けないんです」と訴えてクリニックにいらっしゃいました。一度、病院で詳しい検査を受けてもらったところ、やはり「閉塞性動脈硬化症（足の動脈硬化）」でした。

画像検査を受けたら、すでに足の血管の一部が詰まってしまっていました。

そして、閉塞した動脈の周囲には、細い血管（側副血行路《そくふくけっこうろ》）が出現しており、末端への血流をなんとか維持していたのです。

この方の場合も、足の動脈硬化が進行して、すでに詰まってしまっていたので、血管を広げるか、バイパス（迂回路《うかいろ》）をつくるか、手術が検討されたのですが、ひとまず「もう少し様子を見てから、手術をしましょう」ということになりました。そこで、血流を改善する薬を飲んでもらうとともに、歩くように意識してもらったのです。

「痛くなったら無理せず休んで、歩けるようになったらまた歩くという形で、細切れでいいのでできるだけ歩いてくださいね」

そうアドバイスして、日常生活に散歩を取り入れてもらいました。

すると、午前と午後にちょっとずつ歩くようにしたそうで、毎日少しずつ歩いているうちに、だんだんと長い距離を歩けるようになりました。そして、最初に「歩けないんです」と訴えてクリニックにいらしてから10年が経ち、80代になった今も、手術はしなくても日常生活に支障がない状態を保てています。

薬だけは続けていますが、座りっぱなしだった生活を改め、足を使う生活に変えていったところ、側副血行路が発達して末端への血流が改善し、手術を回避することができたのです。

同じような方は、私のクリニックの患者さんだけでも相当数いらっしゃいます。ある女性の患者さんは、糖尿病があり、足の動脈硬化を起こして、同じように手術をするかどうかの瀬戸際までいきましたが、歩くようになったら手術は必要なくなりました。

この女性の患者さんにしても、絵画が趣味の患者さんにしても、歩くだけで足の血管が発達して血流を改善することができたのです。運動量も増えたので、全身の血管がしなやかに開くようになり、脳や心臓の血液循環の改善にも役立った可能性があります。

足を使うことがいかに大事か、わかっていただけたでしょうか。

歩くことはそれだけとても大事なことで、逆に歩かない生活をしていると、血管は老けていく一方なのです。

突然死を防ぐカギは「足の血管」にあった！

物言わぬ臓器である血管が老化したときには、「足が口ほどに物を言う」のです。

そして、足が動脈硬化のサインを出したときには、全身のほかの部分でも同じように血管の老化が進んでいる可能性が高いと考えてください。

実際、足の動脈硬化（下肢閉塞性動脈硬化症）と診断された人の6割以上が、狭心症や心筋梗塞などの「心臓病」か、脳梗塞などの「脳血管疾患」のいずれか、または両方をあわせ持っていることが大規模な研究で明らかになっています。

私が診てきた患者さんのなかにも、「歩くと足が痛むんです」と、足の動脈硬化が最初に見つかって、全身を詳しく調べたら実は脳梗塞があった、狭心症があったという方が何人もいらっしゃいます。

足をきっかけに、心臓や脳の血管病が見つかることは珍しくないのです。

血管の老化が進んでいても、じーっと静かにしていて、あるとき突然、血管が詰まったり切れたりして叫び声を上げるのが、脳や心臓です。

脳や心臓の血管が切れたり詰まったりすれば、脳出血、脳梗塞、心筋梗塞といった命に関わる大病につながります。突然死することもあるわけです。

たとえ命は救われたとしても、後遺症に悩まされることも多いです。

例えば、脳梗塞の場合、発症しても約9割は助かります。医学の進歩とともに救命率が上がったことは喜ばしいこと。ただ、生き残った方の約半数に、重度の麻痺《まひ》や認知症が残ります。そこから大変なリハビリ生活が始まります。

急性心筋梗塞の場合は、突然死のリスクがもう少し高く、3～4割が発症直後に亡くなってしまいます。そして、一命はとりとめた方も、後遺症として心臓の一部に動かない部分ができ、心不全を患うことが多いのです。

●健康寿命も足の血管力にかかっている

よく「ピンピンコロリがいい」といいますよね。長患いすることなく、元気なまま長生きして、最期はコロリと逝《い》きたい、と。

ところが現実は、そう理想通りにはいきません。今、日本人の「平均寿命」は、男性81・47歳、女性87・57歳です（厚生労働省「令和3年簡易生命表」より）。それに対して、心身ともに自立して健康的に生きられる期間である「健康寿命」は、２０１９年の数値で、男性72・68年、女性75・38年です（令和４年版「高齢社会白書」より）。

平均寿命と健康寿命の差は、男性で9年、女性に至っては12年ほどあります。ピンピン**とは生きられない、何かしらの支障を抱えながら生きる期間が、男女ともに10年前後ある**のです。

脳や心臓の血管事故を起こすと、ピンピンコロリは遠のきます。「ピンコロリ」と突然死してしまうか、「ピンネンコロリ」と長患いするか……。

だから、血管事故を起こさないように血管を守ることがとても大事なのです。

そこで、意識してほしいのが足の血管力です。

足の動脈硬化は、脳や心臓とは違って、歩くと症状が出やすいので、意識していればわかりやすいもの。また、足で動脈硬化が進んでいるということは、脳や心臓の血管にも起こっている、あるいは起こってくるということなので、足で気づくことができれば、ラッキーです。「**脳や心臓の血管も大変なことになっているよ！**」**と教えてくれるのが、足な**

のです。

血管には素晴らしい回復能力が備わっているので、血管力は何歳からでもアップさせることができます。

多少固くなったり、狭くなったりしても、先ほど紹介した足を使う生活を心がけたことで手術を回避できた患者さんたちのように、いい生活習慣を身につければ、切れにくい、詰まりにくい血管に変わり、新たな血管（新生血管）が発達したりします。

何歳からでも遅すぎることはありません。ただ、早ければ早いほど有利であることは確かです。「はじめに」でもお話ししたように、血管のケアは肌のお手入れと似ています。肌も、お手入れ次第で何歳からでもきれいになる一方、より若いときからケアしたほうが、さらにきれいになりますよね。

この本を手に取った今がチャンスです。先ほどのセルフチェックで血管力の衰えに気づいた人は老化をそれ以上進めず、若返るために、まだはっきりとした衰えは感じていない人は、これからの60代、70代、80代、90代を元気に若々しく過ごすために、一緒に血管力を高めていきましょう！

column

コロナの次は「心不全パンデミック」がくる!?

心筋梗塞で一命をとりとめても、後遺症で心不全になってしまう人が多いと紹介しましたが、そもそも心不全の患者さんは今、ものすごく増えています。

2025年以降、「心不全パンデミックが起こる」と、私たち循環器の医師の間では危機感を募らせているのです。

心臓の血管が老化してくると、血管が狭くなる「狭心症」、血管が詰まる「心筋梗塞」のほか、弁が正常に機能しなくなる「弁膜症」、心臓の上方に位置する心房が小刻みに震えてしっかり働かなくなってしまう「心房細動」、脈のリズムが乱れる「不整脈」などの病気も増えます。これらはすべて、心臓の働きを低下させ、心不全につながるのです。

また、糖尿病から心不全になる人もいますし、ストレスでも起こります。「たこつぼ心筋症」といって、強いストレスを受けたときに心臓の動きが悪くなってしまうことがあるのです。

高齢化とともにこうした患者さんが増え、入院が必要な心不全患者さんで病院がいっぱいになってしまうのではないか、入院したいのに入院できない患者さんがたくさん出てくるのではないか——。そう危機感を抱いているのです。

この心不全パンデミックを救うのも、足の血管力を強くする生活習慣だと思います。足を使って、足の血管力を高めて、ひいては全身の血管力を若く保つ。それが、近い将来予測される心不全パンデミックを乗り越えるカギです。

2章

健康寿命を延ばす「足の血管力」の高め方

100歳まで切れない、詰まらない血管をつくる

「足の血管力」を高めれば「全身の血管力」がアップする

1章では「なぜ、足の血管力が大事なのか」を伝えました。

おさらいすると、「全身の血管が老化していることを真っ先に教えてくれる可能性があるのが足の血管だから」、そして「足の血管力を高めることが、全身の血管力を高める手っ取り早い方法だから」という2つが、その答えでした。

そもそも**血管力**とはどういうことでしょうか。

私は、血管力には2つの大事な要素があると考えています。

それは次の2つです。

①血管全体がしなやかであること

②血管の内側がなめらかで、血液をスムーズに循環させることができること

①のほうは、血管そのものが硬くなっていないということです。やわらかく弾力性があり、しなやかに伸び縮みするのが若々しい血管です。「血管が若い」というときにまずイメージするのが、こちらではないでしょうか。

でも、しなやかさだけでは不十分で、もう1つ大事な要素が、②の内側のなめらかさです。血管の内側にコブ（プラーク）がない、もしくは、コブがあっても安定していて、表面が傷つきにくいということです。

この両方を満たした状態を、私は「血管力が高い」と呼んでいます。

若々しい血管には、「しなやかさ」と「なめらかさ」の両方が大切なのです。この本では、「しなやかさ」と「なめらかさ」の両方の観点から血管力を高めるために、足の血管力を高める方法をお伝えしていきます。

血管年齢だけでは血管の若さは測れない

ところで、血管力に似た言葉に「血管年齢」がありますよね。

血管年齢とは、血管の硬さが何歳相当かを推定する検査です。

現在、広く使われているのがPWV（脈波速度法）検査です。両側の上腕と足首にマンシェットを巻いて、同時に血圧と脈波を測定して、大動脈から手足までの動脈壁の硬さが何歳相当かを推定します。この検査では、上腕と足首の血圧を同時に計測するので、1章で紹介した、足の動脈硬化を調べるABI値も算出することが可能です。

また、指先に当てたセンサーで脈波形を記録し、主に末梢動脈の血管壁の硬さ、緊張度を推定する加速度脈波検査もあります。この検査はもっとも簡単なもので、1～2分で血管年齢を算出することができます。

PWV検査や加速度脈波検査で推定された血管年齢が高齢化している場合、動脈の血管壁が硬化した状態を考えるわけですが、この解釈にはちょっと注意が必要です。

血管壁が硬化する場合、まず加齢や生活習慣病により血管壁の素材そのものが硬化している、つまり動脈硬化が進行しているケースを想像されると思います。

しかし、動脈硬化がそれほど進行していなくても、自律神経の1つである交感神経の緊張などによって末梢血管が収縮したり、血圧が上昇したりすることで、血管壁が機能的に緊張して硬くなる状態もあります。

ということは、**睡眠不足やストレス、疲れなどがある場合、交感神経が緊張することで末梢の血管が収縮して硬くなるため、血管年齢が老化して算出される**のです。

脈波検査により導かれた血管年齢を評価する際には、以上のことを理解しておくことがとても大切です。

先ほど、血管力には「血管のしなやかさ」と「血管壁のなめらかさ」の2つの要素がある、と伝えましたよね。

血管年齢検査で見ているのは、そのうちの「血管のしなやかさ（硬さ）」だけであり、血管の硬さは、血管壁の素材そのものの硬化（動脈硬化）のみならず、交感神経緊張や血圧の上昇に伴う血管壁の機能的な緊張の影響も受けているのです。

また、血管壁にプラーク病変が存在していても、動脈全体の硬化が進んでいないような状況では、血管の硬化度の指標である血管年齢が正常と判定されてしまうことがあります。やわらかいプラークが血管壁の一部にできていたとしても、血管壁全体の硬化がそれほど進んでいないことがあるからです。

このような場合、動脈硬化の状態を評価するために、頸動脈《けいどうみゃく》エコー検査が役に立ちます。頸動脈エコー検査によって、血管力のもう1つの要素である「血管壁のなめらかさ」を評価することができるのです。この検査では、首を走行する頸動脈に、皮膚の上からエコーを当てることで血管壁を写し出し、内壁に生じたコブ状のプラーク病変を検出します。

血管年齢検査や頸動脈エコーにより、自らの血管力を評価することによって、「物言わぬ臓器」血管に生じている動脈硬化に気づくことができるのです。

こんな生活習慣が「足の動脈硬化」を招く

足の血管が「しなやかさ」と「なめらかさ」を失っていくのはなぜなのか――。

もちろん、**加齢**という要因も1つにはあります。

60歳以上の男性の5％、女性の2・5％に、足の重度の動脈硬化による間欠性跛行が見られることがわかっています。しかも、1章で紹介したABI検査を行って調べれば、少なくともその3倍の人に、足の血流に支障をきたすほどに進んだ動脈硬化が見つかるだろう、といわれています。

ただ、その一方で、40代、50代でも、年齢以上に血管を老けさせて、血管が切れたり、詰まらせたりする人もいます。

その差は何かといえば、そこには、やっぱり**生活習慣**が密接に関わっています。

次ページのチェックリストを見てください。

「足の動脈硬化」を招く、残念な生活習慣

当てはまる数が多いほど、
足の動脈硬化になるリスクが高まります。

① 日常生活のなかで、歩くことがほとんどない(1日1000歩以下)	□
② 駅や店では、階段よりもエスカレーター・エレベーターを使う	□
③ 少しの移動でも、徒歩や自転車ではなく車(タクシーなど)を使う	□
④ タバコを吸う。または以前吸っていた	□
⑤ 睡眠時間が5時間未満、あるいは9時間以上	□
⑥ 怒りっぽくていつもイライラしている	□
⑦ 几帳面で完璧主義	□
⑧ 米、麺、パンなどの炭水化物をお腹いっぱい食べる	□
⑨ スナック菓子などの間食をよくとる	□
⑩ 清涼飲料水やフルーツジュースなど甘い飲み物をよく飲む	□
⑪ 濃い味付けが好き。塩分を多く摂取する	□
⑫ 油を使った炒め物や揚げ物を好んで多く食べる	□

12項目中、何項目当てはまりましたか？

当てはまる項目が多いほど、足の動脈硬化を招きやすくなります。

残念な習慣

❶日常生活のなかで、歩くことがほとんどない（1日1000歩以下）

❷駅や店では、階段よりもエスカレーター・エレベーターを使う

❸少しの移動でも、徒歩や自転車ではなく車（タクシーなど）を使う

リストの①②③の共通点は、歩かない生活をしていること。**歩かない生活を続ければ、足の血管はどんどん老化していきます。**

家の中にこもっていると、1日1000歩以下ということは珍しくありません。

最近では在宅勤務が広がって、家から出ない生活をする人が増えています。仕事も自宅で、買い物もネットスーパー、外に出るといっても最寄りのコンビニくらい……というような生活をしていると、おそらく1日の歩数は数百歩だと思います。

ちなみに、超有名な、ある大御所の芸能人の方は、下肢の冷えに悩んでいましたが、

「1日200歩くらいしか歩かない」とおっしゃっていました。というのは、仕事のときにはマネジャーさんがマンションまで車で迎えに来て、楽屋も入口からいちばん近いところに用意されているので、とにかく歩く機会が少ないそうなのです。

会社の社長さんなども同じですよね。そういう意味では、社会的地位の高い人ほど、意識的に歩く時間をつくらなければ、足の血管力は衰える一方なのかもしれません。

また、都市部に比べて車社会の地方では、どこに行くにも車で、ドアtoドアで目的地に着いてしまうので、歩く機会が減ります。数百メートル先のコンビニやスーパーにも車で行くのが日常になっている人もいるでしょう。

実際、統計データを見ると、都市部に住んでいる人よりも、地方に住んでいる人のほうが1日の平均歩数は少なく、歩いていないのです。

都市部に住む人でも、行きたい場所が駅から1㎞程度離れていたら、どうしますか？

1㎞であれば歩いても15分足らずです。「15分だったら近いから歩く」という人もいれば、「迷わずタクシー」という人もいるでしょう。

日頃から車移動が基本で、歩く選択肢がない人は足の血管力が黄色信号にあると思ってください。

ところで、駅のホームで、空いている階段ではなく、わざわざエスカレーターの列に並んでいませんか？

あるいは、会社や自宅のマンション、デパートなどで、1、2階のフロア移動でも、必ずエスカレーターやエレベーターを使っていませんか？

階段は疲れるから使わないという方、結構多いですよね。

でも、階段を避ける人は、おそらく、いろいろな場面で歩かない生活を選んでいる人、つまりは足の血管を老けさせる選択をしている人だと思います。

残念な習慣

❹タバコを吸う。または以前吸っていた

タバコが体に悪いことは、もういうまでもないですよね。

特に血管に対しては、タバコは絶対的に悪。悪玉のエースです。

タバコに含まれているニコチンは、血管を収縮させて動脈硬化を引き起こすのです。タバコを吸うとリラックスするように感じるかもしれませんが、それは見せかけのリラックスです。快感や多幸感を呼び起こす「ドーパミン」というホルモンが脳内で増え、気分はリラックスして幸せに感じますが、全身の交感神経が緊張し、体は強いストレスを受けています。そのストレスが血管を狭めて血圧を上げ、動脈硬化の進行を早めてしまうのです。

1000人超の日本人を対象にした研究では、タバコを吸う人は、吸わない人に比べて、足の動脈硬化のリスクが5・2倍高いという結果が出ました。

「タバコを吸うか、吸わないか」だけで、リスクが5倍も違うのです。

なおかつ、1日に吸う本数が多いほど、吸ってきた年数が長いほど、リスクも上がることがわかっています。

つまり、禁煙は早ければ早いほどいい。禁煙を続けることで、リスクが減っていきます。

タバコが老けさせるのは、血管だけではありません。タバコには発がん性物質が含まれていて、日本の研究ではがんで亡くなった人のうち、男性で約30％、女性で約5％は、タバコが主な原因だと考えられています。

さらには、タバコを吸う人は見た目も老けます。肌のくすみや、目尻や口まわりにシワが増え、目元がたるみ、歯や歯ぐきも変色した、喫煙者独特の老け顔になるのです。これは「スモーカーフェイス」と呼ばれています。双子の写真が有名で、同じ遺伝子を持って生まれてきた一卵性双生児でも、長年タバコを吸ってきたほうは、パッと見てわかります。明らかに老けて見えるのです。

それは、タバコによって大量に発生する「活性酸素」が、全身の細胞を急速に酸化させて、老化を進めるから。

今は保険診療で禁煙治療を受けられますから、血管も見た目も老けさせたくない人は、禁煙に取り組んでほしいと思います。

残念な習慣 ❺ 睡眠時間が5時間未満、あるいは9時間以上

睡眠不足もやっぱり血管にとってよくありません。

睡眠中は、自律神経のうちの副交感神経が優位になって、心身ともにリラックスした状

態になります。心拍数が下がり、血圧も下がり、血管の負担が減ります。睡眠は脳と体を休めて回復させる時間ですが、血管にとってもご褒美なのです。

逆に寝不足だと、交感神経の緊張を招きます。そうすると、**夜中の血圧が十分に下がらなくなり、翌朝の血圧も高くなってしまいます**。これは、血管にとってストレスで、負荷をかけることになります。

寝不足の朝に血圧を測ってみてください。いつもよりも高いはずです。

では反対に「9時間以上」と睡眠時間が長いことが、なぜ「残念な生活習慣」なのでしょうか。睡眠時間があまりに長い人は、**睡眠時無呼吸症候群などによって、睡眠の質が悪くなっている**と考えられるのです。

ところで、睡眠時無呼吸症候群は、睡眠中の血圧が乱高下するとともに、日中の高血圧を招くことから、動脈硬化が進みやすくなります。その結果、脳卒中や心筋梗塞のリスクが高まり、最悪の場合、突然死する可能性があるのです。9時間以上寝ないと疲れがとれない、たくさん寝ても疲れがとれない、寝足りない人は、まず睡眠時無呼吸症候群のスクリーニング検査を受けてください。睡眠不足や眠りの質の悪さは、血管力の低下と密接に関係しているのです。

人は、体温が下がったときに眠くなります。布団に入って体が温まると、手足の血管が開いて、熱を外に逃がします。そうすると深部体温がスッと下がる。そのときに眠くなるのです。そのため、熟眠するには、血管がしなやかに開くことが大切です。

手足の血管がキュッとしまったままだと、体内の熱を外に逃がせず、手足は冷たいのに体の内部は熱がこもったままになり、深部体温が下がらないので、スムーズに眠りにつけず、熟眠しにくいのです。

睡眠不足は、血管力低下の原因であるとともに、血管力低下もまた、睡眠の質を下げる一因となるのです。

残念な習慣

❻ 怒りっぽくていつもイライラしている

❼ 几帳面で完璧主義

イライラは、血管にとってはタバコと同じくらい大敵です。

怒りで興奮すると、体内では交感神経が緊張し、コルチゾールやアドレナリンといったストレスホルモンが分泌されて、血管を収縮させ、血圧、心拍数が上がります。その分、心臓にも血管にも負担をかけてしまうのです。

怒りに震えているときには、タバコを同時に3本吸っているのと同じくらいのストレスが、体にかかっています。**怒りっぽい人は、それだけ毎日毎日血管にストレスをかけて老けさせているの**です。

完璧主義な人も、血管に負担をかけやすいタイプです。理想通りに完璧にできているうちはいいのですが、どうしても思い通りにはいかないことがありますよね。そうするとストレスが積み重なっていくのです。ストレスも血管を老けさせるもとです。

年齢を重ねるにつれて、たくさんのことを完璧にこなすことは厳しくなってきませんか？「なんでもちゃんとしたい」と思うことはいいことですが、「ちゃんと、ちゃんと」と思いすぎてストレスになるようでは、血管に負担をかけて自分が損をします。5章で私なりの対処法をご紹介しますので、参考にしてください。

残念な習慣

❽ 米、麺、パンなどの炭水化物をお腹いっぱい食べる
❾ スナック菓子などの間食をよくとる
❿ 清涼飲料水やフルーツジュースなど甘い飲み物をよく飲む
⓫ 濃い味付けが好き。塩分を多く摂取する
⓬ 油を使った炒め物や揚げ物を好んで多く食べる

これらは、**糖尿病、高血圧、脂質異常症という三大生活習慣病**を引き起こす原因となります。これらの生活習慣病については、次のページで解説していきましょう。

「足の動脈硬化」を招く三大生活習慣病

足の動脈硬化を引き起こすのは、残念な生活習慣だけではありません。残念な生活習慣病も、直接的に血管を老けさせてしまいます。残念な三大生活習慣病を紹介しましょう。

①「高めの血圧」「高血圧」……圧力が血管の壁を厚く硬くする

1つ目が「高血圧」です。

心臓から送り出された血液が血管の壁を押し広げる力が、血圧。

高血圧の人は、血管の壁を強く押し続けている状態です。そうするとどうなるか、想像してみてください。

強い圧力に耐えるために、もともとはしなやかだった血管が、少しずつ厚く硬くなっていきます。そうすると血液の通り道は狭くなるので、狭い通り道を血液が走り抜けることになって、さらに血管の壁はぐいぐい押されるようになります。そうして動脈硬化が進むのです。

大事なのは、「血圧がやや高いな」と気づいたときに対処すること。

高血圧と診断されるのは、診察室での血圧が「１４０／90㎜Hg」以上、家庭で測った血圧が「１３５／85㎜Hg」以上の場合です。

正常の血圧は、診察室血圧で「１２０／80㎜Hg」未満、家庭血圧で「１１５／75㎜Hg」未満であり、これ以上の血圧は高めの血圧と判定されます。日本高血圧学会のガイドラインでは、高めの血圧を「正常高値血圧」ないしは「高値血圧」として、高血圧予備軍であり、正常血圧の人に比べると動脈硬化のリスクが高いと注意喚起しています。

「上の血圧は『年齢＋90㎜Hg』まではいい」という説を耳にしたことはありませんか？

これは一昔前にいわれていたことで、現在の医学ではすでに否定されています。

75歳未満は、診察室血圧で「１３０／80㎜Hg」未満をめざす。

75歳以上でも、診察室血圧で「１４０／90㎜Hg」未満をめざす。

これが、治療目標の目安です。この範囲を超えている人は、まずは「高めなんだな」と認識することから始めましょう。

②「糖尿病」「糖尿病予備軍」……老化の元凶AGEs《エイジス》をためる

2つ目の気をつけるべき生活習慣病が、「糖尿病」「糖尿病予備軍」です。

血液中のブドウ糖の濃度が高い状態が続くのが、糖尿病です。

高血糖状態が続くと、血液中に余った糖が、体内のタンパク質と結びついて「**終末糖化産物（AGEs）**」と呼ばれる物質が生まれます。これが、体を老けさせるもとなのです。

AGEsは、活性酸素を発生させて血管を傷つけます。それだけではなく、血管の壁の内側にも侵入し、血管内部に入り込んでいたLDLコレステロールを酸化させて、動脈硬化をより進行させるのです。

余分な糖質がタンパク質と結びついてAGEsを生み出す反応を「**糖化**」といい、この糖化は、体をサビさせる「**酸化**」の原因となり、細胞を老化させる元凶です。

糖尿病の診断にはいくつかのパターンがありますが、血液検査で次の①②のいずれかと③が確認されると、糖尿病と診断されます。

①空腹時血糖値が「126㎎／dℓ以上」
②随時（食事時間と無関係の）血糖値が「200㎎／dℓ以上」
③HbA1c《ヘモグロビンエーワンシー》が「6・5％以上」

ちなみに、HbA1cは、直近1～2カ月間の平均血糖値が反映される数値です。

糖尿病の人は、糖尿病ではない人に比べて、足の血管障害や神経障害を悪化させて足の切断にまで至るリスクが7倍も高いという報告もあります。

別の国内の研究では、糖尿病の人は10万人あたり年間21・8人が、足首よりも上の部分で足を切断する「大切断」を行っていたのに対し、糖尿病ではない人は10万人あたり2・3人だったという結果が出ています。同様に、足首から下の部分で切断する「小切断」は、糖尿病の人は10万人あたり年間28・4人、糖尿病ではない人は1・9人だったそうです。

つまり、糖尿病があると、大切断のリスクはおよそ10倍、小切断のリスクは15倍にも跳ね上がったのです。

それだけ、**糖尿病は足の血管を老けさせる**ということです。特に血糖値のコントロールの悪い人、つまりはＨｂＡ１ｃの高い人はリスク大だと思ってください。


糖尿病の人は、今、全国に１０００万人超いるといわれています。そして、それと同じくらい「糖尿病予備軍」の人もいることが知られています。

糖尿病とは診断されていなくても、血糖値がやや高めの「糖尿病予備軍」の人もやっぱり要注意なのです。

糖尿病予備軍には２つのタイプがあります。

「空腹時血糖値がやや高いタイプ」と、「食後だけ血糖値が高くなる食後高血糖タイプ」の２つです。このうち、特に食後高血糖タイプは、この段階からすでに血管へ負担をかけていて、動脈硬化や心血管病を起こしやすいことがわかっています。

ところが、この段階では血糖値が高くなるのは食後だけなので、空腹時の血糖値を測る健康診断や人間ドックでは見逃されやすいのです。

ただし、食後高血糖を起こしている人は、ＨｂＡ１ｃがやや高くなる傾向があります。

「5・6%以上」の人は危ないと思いましょう。また、かかりつけ医で食後1～2時間後の血糖値を測定してもらい、140㎎／dℓ以上であれば、食後高血糖の可能性があります。

③「脂質異常症」（コレステロール値、中性脂肪値の異常）……動脈硬化の始まり

最後の3つ目の生活習慣病が、「脂質異常症」です。

悪玉の「LDLコレステロール」値が高い ⬇ 140㎎／dℓ以上
善玉の「HDLコレステロール」値が低い ⬇ 40㎎／dℓ未満
「中性脂肪（トリグリセライド）」値が高い ⬇ 150㎎／dℓ以上
「non《ノン》-HDLコレステロール」が高い ⬇ 170㎎／dℓ以上

このいずれか1つでも当てはまると、脂質異常症と診断されます。

脂質異常症は、かなり直接的に動脈硬化の原因になります。

というのは、動脈硬化の始まりは、血液中に余ったコレステロールが血管の壁に入り込むことなのです。

どういうことか、説明しましょう。

まず、コレステロールは、細胞膜やホルモンをつくる材料となるなど、体にとって欠かせないものです。そのため、血流に乗って体の隅々にまで運ばれていくのですが、この際、肝臓から全身にコレステロールを運ぶ役割を担っているのがＬＤＬコレステロールです。

それなのになぜ「悪玉」と呼ばれるのかというと、ＬＤＬコレステロールは、運ぶべきコレステロールが多すぎると、余分なコレステロールを血液中に置き去りにしてしまうから。

その置き去りにされたコレステロールをせっせと回収して、肝臓に戻してくれるのが、ＨＤＬコレステロールです。だから、善玉なのですね。

ただ、余っているコレステロールが多すぎると、善玉のＨＤＬコレステロールも回収しきれず、取り残されたままになってしまいます。

その回収されなかったコレステロールは、血管にできた小さな傷から血管の壁の内側に入り込んでたまってしまいます。これが、動脈硬化の始まりなのです。


では、中性脂肪はどう関わるのでしょうか。

実は、中性脂肪が多いと、善玉のHDLコレステロールは少なくなり、同時に、悪玉のLDLコレステロールが小型化します。すると、小さくなった分、血管の壁にスルスルと入り込みやすく、また酸化されて異物化し、免疫細胞に取り込まれて血管壁に沈着しやすくなるのです。

しかも、余った中性脂肪自体も変質して、血管の壁に入り込み、血管にできるコブの材料になります。

さらに最近では、「non-HDLコレステロール」という値が脂質異常症の診断基準に加えられています。「non-HDLコレステロール」は総悪玉コレステロールともいえるものです。血中にはLDLコレステロール以外にもわずかに悪玉が潜んでいます。この悪玉は中性脂肪とともに血中に存在するため、中性脂肪値が高いとその量が増えることがわかっています。このような理由から、中性脂肪値が高いと動脈硬化のリスクが高くなるのです。

ところで、「コレステロール値が高いほど長生きする」といった話を聞いたことはありませんか？ いまだにそう発信している医師もいるので、一般の方は「え？ 高くていいの？　下げたほうがいいの？」と戸惑ってしまうと思います。

前述したように、コレステロールも体をつくる大事な材料であることは確かです。同じように、中性脂肪も、貯蔵用のエネルギーになったり、体温を一定に保つのに役立ったり、外部からの衝撃を和らげるクッションになったりと、メリットがあります。

また、「悪玉」と呼ばれるＬＤＬコレステロールにしても、全身にコレステロールを運ぶという大事な役割を担っています。そういう意味では、単純に「悪者」というわけではありません。

でも、ＬＤＬコレステロールが多すぎたり、ＨＤＬコレステロールが少なすぎたり、また中性脂肪が多すぎてＬＤＬコレステロールが小型化したりすれば、血管の健康が脅かされる危険性が高まるのです。

「残念な生活習慣＋メタボ」の人はいつ症状が出てもおかしくない

みなさんは、年に1回、ちゃんと健康診断を受けていますか？

40歳から74歳の人を対象に行われるのが、「特定健診」という、メタボリックシンドローム（メタボ）に着目した健康診断です。

なぜ健康診断でメタボをチェックするのかといえば、**メタボはあらゆる病気を引き起こす万病のもと**だから。「メタボリック」は「代謝の」という意味で、内臓脂肪の蓄積をきっかけに、全身で代謝異常が起こり、その先にありとあらゆる病気を起こしてしまいます。

足の動脈硬化もその1つです。メタボな人ほど、足の血管を老けさせやすいのです。

メタボの診断基準は61ページの通りで、内臓脂肪をたくわえた〝ポッコリお腹〟に加えて、高血糖、高血圧、脂質異常のいずれか2つをあわせ持つと「メタボ」と診断されます。

ちなみに、「ポッコリお腹＋高血糖、高血圧、脂質異常のいずれか1つ」の人はメタボ予備軍です。

40～74歳では、3人に1人が、メタボまたはメタボ予備軍です。男性のほうが多く、男性では2人に1人以上がメタボまたメタボ予備軍に当てはまります。


さて、ここまで、足の動脈硬化を招く「残念な生活習慣」と「三大生活習慣病＋メタボ」を紹介してきました。当てはまる項目の数が多いほど、足の動脈硬化を招くリスクが高いということです。

ところで、1章で紹介した「足が教えてくれる老化のサイン」は覚えていますか？「歩くスピードが遅い」「冷え、しびれ」「間欠性跛行」「足がつりやすい」「水虫、足の傷の治りが遅い」の5つでした。

残念な生活習慣、三大生活習慣病、メタボを持っている人は、今はこれらの症状がなくても、そのままの生活を続けていたら、いつ症状が出てもおかしくありません。早めに老化のサインをキャッチできるように、日頃から注意深く足を観察しましょう。

一方で、5つの老化サインに心当たりがある人は、もう足の動脈硬化を招いている危険性が高いので、一度、病院やクリニックで検査を受けることをおすすめします。

メタボリックシンドロームの診断基準

内臓脂肪蓄積

【ウエスト周囲径】

男性：85㎝以上　　女性：90㎝以上

（内臓脂肪面積100平方㎝以上に相当）

＋

以下のうち、いずれか2項目に該当

脂質異常症

【中性脂肪値】

150㎎/㎗以上

かつ、または

【HDLコレステロール】

40㎎/㎗未満

高血圧

【収縮期血圧】

130㎜Hg以上

かつ、または

【拡張期血圧】

85㎜Hg以上

高血糖

【空腹時血糖値】

110㎎/㎗以上

↓

メタボリックシンドローム

血管は体中を巡っている道路

ここで、血管の基本をおさらいしておきましょう。

突然ですが、クイズです！　血管は全身を隅々まで巡っていますが、どのくらいの長さがあるかご存じですか？　次の3つのうち、いちばん近いものはどれでしょう？

①東京～大阪間
②日本1周
③地球2周半

どれもそこそこ距離がありますよね。ちなみに、「東京～大阪間」は400kmほど、「日本1周」は1万2000kmほど、「地球2周半」は10万kmほどです。

正解は……なんと約10万㎞、地球2周半です！

それだけの長さの血管が体のなかに張り巡らされているなんて、ちょっと想像がつかないですよね。

血管には、**「動脈」「静脈」「毛細血管」**の3種類があります。

心臓から出た血液を末端まで運ぶ血管が、動脈。心臓から出たばかりの血液は、酸素や栄養分をたっぷり含んでいて、それらを全身に送り届けるのが動脈の役目です。

体中に酸素と栄養を届け終えた血液を、再び心臓に送り返す血管が、静脈。動脈の〝帰り道〟のようなものですね。

そして動脈と静脈の間をつなぐ、網の目状の細い血管が、毛細血管です。直径が100分の1㎜という細さなので、髪の毛の10分の1ほど。血管全体の9割以上を占めているのが、この毛細血管です。

●血管の若返りのカギを握る「血管内皮細胞」

3種類の血管のうち、動脈と静脈は同じ構造になっています。内側から「内膜」「中膜」

「外膜」という3層構造でできているのです。

いちばん外側の外膜は、外部からの衝撃や圧力から血管の内部を守るバリアーのようなもの。

中膜は、平滑筋《へいかつきん》という筋肉と線維でできていて、主に血管の伸び縮みを担当しています。

そして、血管のいちばん内側にあたり、常に血流に触れているのが、内膜。血管の構造のなかでも特に注目してほしいのが、この内膜です。

内膜の内側には「**血管内皮《ないひ》細胞**」という細胞がびっしりと並び、血管にとって重要なさまざまな働きをしてくれています。

血管内皮細胞は、血管内の変化を敏感にキャッチし、血液と血管壁の状態を微妙に調整してくれるのです。例えば、血圧を調整したり、血管の炎症を抑えたり、皮膚の上からすりむいて血管壁が破れて出血したときには血液を凝固させて止血したりする働きもします。

とにかく大活躍の細胞です。

この**血管内皮細胞の働きを高めることが、血管若返りのカギを握る**。

そう言い切ってもいいほど、とても大切な存在なので、この後もたびたび登場します。

血管には3種類ある

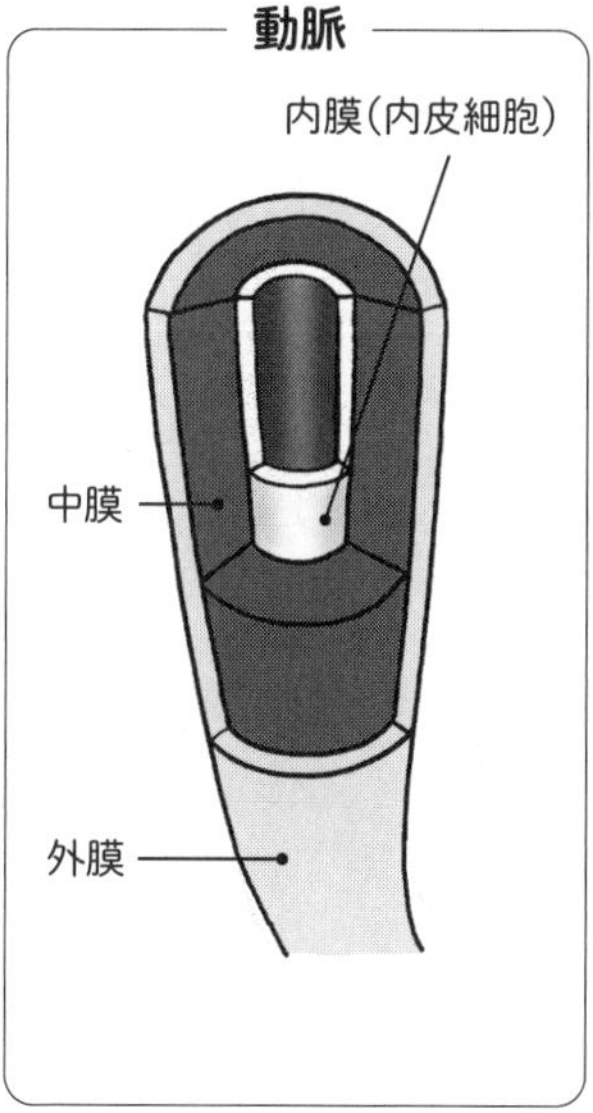
動脈
内膜(内皮細胞)
中膜
外膜

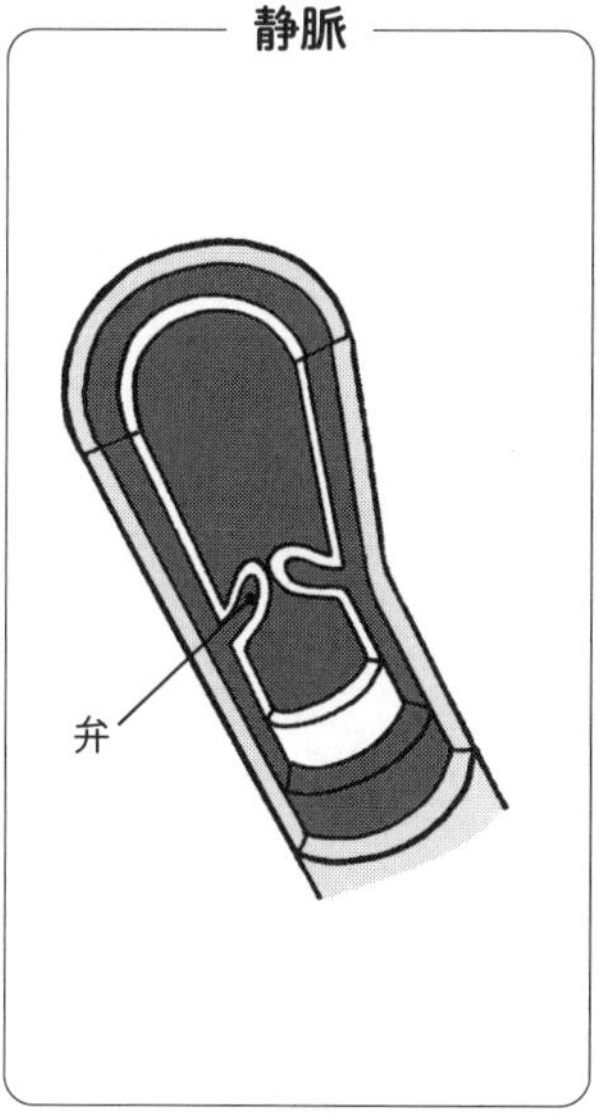
静脈
弁

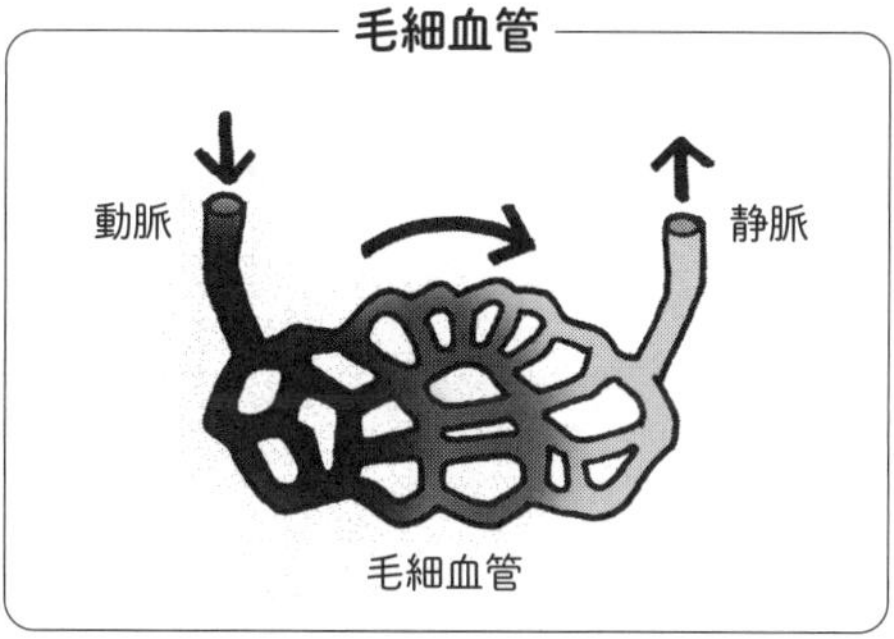
毛細血管
動脈
静脈
毛細血管

ここではひとまず「重要なんだな」と、覚えておいてください。

●地球2周半を1分足らずで駆け巡る

ところで、動脈と静脈は同じ3層構造になっていると伝えましたが、毛細血管はというと、内膜だけの一層でできています。そのため、毛細血管の血管壁はとても薄いのです。その薄い壁（内膜）の隙間から、血液中の酸素と栄養分を全身の組織に受け渡し、二酸化炭素と老廃物を受け取っています。

全身から飛び出した血液は、行きは動脈を駆け巡り、全身に張り巡らされた毛細血管を介して酸素と栄養を各器官や細胞に届け、いらなくなった二酸化炭素と老廃物を回収して、帰りは静脈に乗って、再び心臓に戻ってきます。

所要時間は、わずか30〜60秒ほど。この短い時間で、地球2周半もある血管を血液が駆け巡り、全身の隅々に必要なものを届け、いらないものを回収してくれるから、私たちの体は元気でいられるのですね。だから、「血管力」が大事なのです。

血管力が高い人は見た目も若い

血管力が大事なのは、体の若さを保つためだけではありません。見た目の若さにも欠かせません。

肌や髪の毛に悩みを抱えている人には、私はいつも「血管力が大事ですよ」とアドバイスしています。

意外かもしれませんが、先ほど説明した血管の役割を思い出してください。体の隅々にまで酸素と栄養を送り届け、いらないものを回収してくれるのが血管でした。

ですから、**血管の状態がよくなれば、肌や髪の毛にも十分に酸素と栄養が送り届けられるようになり、スムーズな新陳代謝が行われるようになる**のです。

動脈硬化が進行している人ほど、シミが大きいという研究結果も出ています。

これは、愛媛大学の先生らが行った研究です。169人の女性を対象に、頸動脈エコー検査による血管年齢と、シミや毛穴などの見た目の変化との関係を調べたところ、血管年齢が高い（動脈が硬く厚くなっている）人ほど、シミの面積の合計が大きかったのです。

同じく愛媛大学で、血管年齢と見た目年齢の関係についての研究も行っています。273人の男女について、ノーメイクの素顔の写真を撮り、その画像を看護師20人に見てもらい、「何歳に見えるか」をたずねました。その平均値を「見た目年齢」として、血管年齢と照らし合わせたところ、血管年齢が若い人ほど、見た目年齢が実年齢よりも若い傾向が見られたのです。

これらは、血管力が見た目を左右することを裏づける、1つの証拠です。

私のクリニックでも、高血圧や高血糖、脂質異常症などをきっかけに、血管にいい生活習慣を心がけるようになった患者さんたちが、血液検査の数値だけではなく、見た目まで若返っていくということを幾度となく経験しています。

診察室で「あれ、お肌の調子がよくなりましたね」などと気づいたことを伝えると、「そうなんです！」ととてもうれしそうにされています。女性の方は、肌のコンディションがよくなると、気持ちも上がり、服装まで華やいでいく方が多く、ますます見た目年齢は若返っていきます。

私自身も、お腹まわりにポッコリと内臓脂肪がつき、オジサン化していた30代半ばの頃の血管年齢は45歳でしたが、還暦を迎え、ついこの間、血管年齢を測定したら30歳でした。

血管年齢が高かった30代の頃は、実年齢よりも上に見られることが多かったのですが、今は、おせじもあるかもしれませんが、実年齢よりも10歳以上若く見られることもあります。ゴルフ場などで初対面の人に会うと、明らかにひと回り年下だろうという若い人から、タメ口で話しかけられて戸惑うこともあります。

以前はちょっとムッとしていましたが、60代となった今は「タメ口でもいいか」と思うようになりました。それだけ若く見てくれているということですから、ありがたく受け取っています。

しなやかだった血管が硬くなるまで

血管力が低下すると、どうなるのでしょうか。

まず、血管の老化現象である「動脈硬化」はどんなふうに起こるのか、ここで簡単に説明しましょう。

先ほど「血管の若返りのカギを握る存在」として紹介した血管内皮細胞が傷つけられることから、動脈硬化は始まります。

●動脈硬化のステップ①——血管内皮細胞が傷つく

三大生活習慣病の高血圧や高血糖（糖尿病）、高コレステロール（脂質異常症）や、残念な生活習慣の喫煙やストレス、肥満などがあると、血管の内側が軽く傷つけられます。

このときに真っ先に傷つけられるのが、いちばん内側で血流と直に接している血管内皮細胞です。

●動脈硬化のステップ②——隙間からコレステロールが入り込む

血管内皮細胞が傷つけられると、白血球（免疫細胞）が血管内皮にくっつき、血管内皮細胞の隙間から血管の壁の内側に入り込んできます。

さらに、血液中にＬＤＬコレステロールが余っていると、これも血管内皮細胞の隙間からするりと忍び込みます。すると、「活性酸素」によって酸化されて、「酸化ＬＤＬコレステロール」に変性します。

●動脈硬化のステップ③——血管の内側にコブができる

血管の壁の内側に入った白血球が、酸化ＬＤＬコレステロールを異物とみなし、パクパクと体内に取り込んでいくのですが、限界まで食べつくすと「泡沫細胞」と呼ばれる脂肪のかたまりに変わり、血管壁の内側に蓄積してしまいます。

それがたまると、やがて血管の内側に、お粥《かゆ》状の脂肪を含んだコブができるのです。

●動脈硬化のステップ④——血管の壁が厚く、硬くなる

コブができた部分は、やがて血管の壁が厚くなり、しなやかさを失って硬くなります。その結果、血液の通り道が狭くなってしまいます。さらにこのコブの表面は傷つきやすく、その傷が引き金となって血のかたまりである血栓が生じ、血管が閉塞してしまいます。

このような段階を経て、しなやかでなめらかだった血管に、やわらかいコブができ、さらには血管そのものが厚く硬く、そして傷つきやすくなっていくのです。

●動脈硬化を進める「酸化」「糖化」「炎症」

ところで、老化の原因として「酸化」「糖化」「慢性炎症」という言葉を耳にすることがあるかもしれません。この本のなかでもすでに何度か出てきましたね。

ここで簡単に説明しておきます。

酸化は「細胞がサビる」こと、糖化は「細胞がコゲる」こと、慢性炎症は「細胞がくすぶる」こととイメージしていただければわかりやすいと思います。この3つは、それぞれが老化の原因になるとともに、お互いに密接に関わり合っています。

まず、動脈硬化の最初のステップで血管内皮細胞が傷つく原因となった三大生活習慣病や喫煙、ストレス、肥満はすべて、体内で「くすぶり＝慢性炎症」を起こします。炎症が起こると、そこでは活性酸素が大量発生するので、「サビ＝酸化」も進みます。

さらに困ったことに、細胞がサビると炎症を起こすので、さらに体がくすぶるようになります。このように、酸化と慢性炎症はお互いに増幅させ合う関係にあるのです。

だから、サビやくすぶりのもとを取り除かなければ、血管内皮細胞は傷つく一方です。

糖化については、「糖尿病」「糖尿病予備軍」のところで少し説明しましたね。

糖化によって「ＡＧＥｓ（終末糖化産物）」が生じると、活性酸素が生まれます。そうすると細胞がサビて、くすぶりが生まれる。糖化も、酸化と慢性炎症を生むのです。

酸化、糖化、慢性炎症は、血管内皮細胞を傷つけて動脈硬化を引き起こす原因となるとともに、お互いに影響し合いながら動脈硬化を加速させてしまいます。ですから、血管の老化を防ぐには、酸化、糖化、慢性炎症のもととなるものをできる限り取り除き、「抗酸化」「抗糖化」「抗炎症」作用のあるものを取り入れていくことが大切です。

切れた血管、詰まった血管が、病気の引き金になる

しなやかだった血管が厚く硬く、そして傷つきやすくなってしまうと、怖いのが、血管が切れたり詰まったりして、脳卒中や心筋梗塞、下肢閉塞性動脈硬化症（足梗塞）などを引き起こすことです。


心臓の筋肉に酸素と栄養を送っている「冠動脈」が詰まって生じるのが、「心筋梗塞」。

脳の血管が詰まって生じるのが、「脳梗塞」。

脳の血管が割けて、脳内で出血するのが「脳出血」。

心臓から全身へ血液を送る太い幹のような血管である「大動脈」の壁が割けてしまうのが「大動脈解離《かいり》」。

大動脈にコブができ、破裂の危険を伴うのが「大動脈瘤」。

足の動脈が狭くなったり、詰まったりして生じるのが「下肢閉塞性動脈硬化症」。

ほかにも、次のページのイラストに示したように、血管が詰まって生じる病気、血管が切れて生じる病気はさまざまあります。脅すつもりはありませんが、血管の老化をそのままにしておくと、全身でこれだけのリスクを抱えてしまうことになるのです。

ここで、「足梗塞」とも呼ばれる下肢閉塞性動脈硬化症について、少し説明しておきましょう。1章で「足の動脈硬化が進んでいる人は、心筋梗塞や脳卒中などのリスクも同時に抱えていますよ！」と伝えましたが、足梗塞自体も、結構深刻な病気なのです。

足の動脈硬化が進行すると、足の血流が悪化するので、じっとしていても足が痛むようになります。さらに重症化すると、足先の血流が途絶えて、足の指やかかとなどが壊死《えし》（組織の一部が死んでしまうこと）して変色してしまいます。そうなると、足を切断しなければいけなくなることもあるのです。

それだけでもとても辛いことですが、足先に壊死や潰瘍《かいよう》（傷が深くえぐれたような状態になること）ができるほど血流が悪化した状態は「重症下肢虚血《きょけつ》」と呼ばれ、ここまで重症化すると、1年後の死亡率は20％にも上るといわれています。実は、心臓や脳の血管病と同じように、深刻な病気なのです。

血管が切れる病気

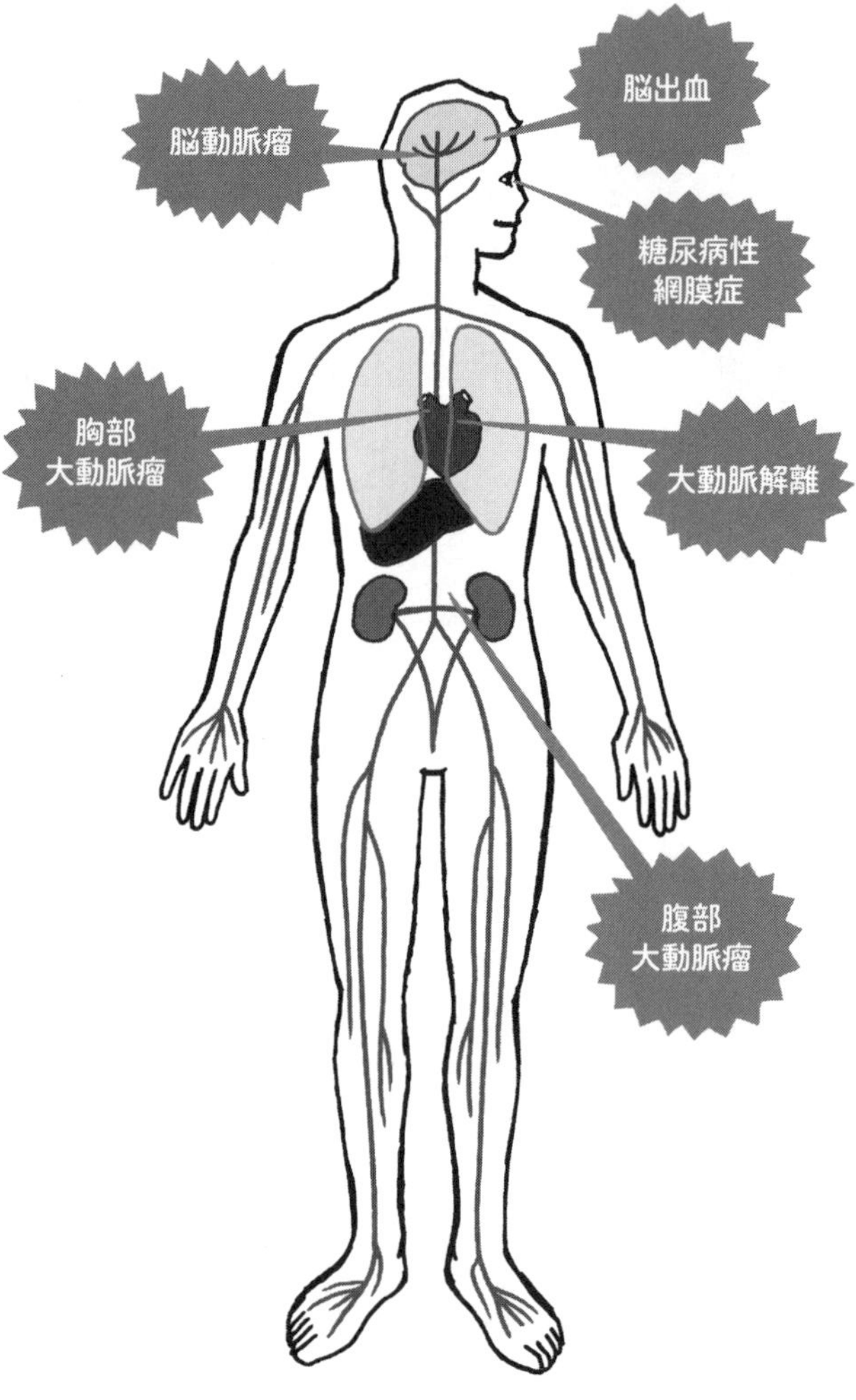
脳出血
脳動脈瘤
糖尿病性
網膜症
胸部
大動脈瘤
大動脈解離
腹部
大動脈瘤

血管が詰まる病気

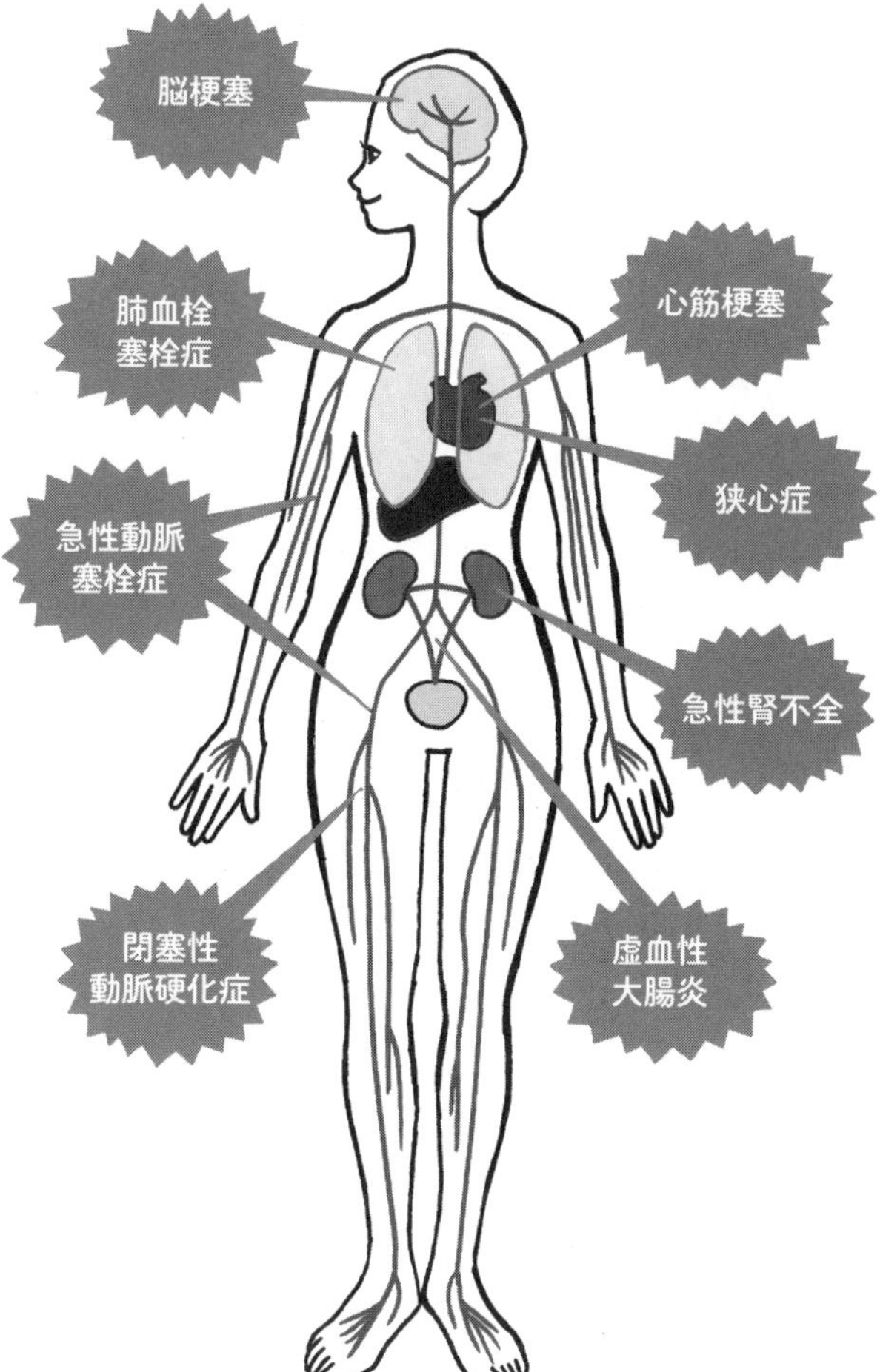

脳梗塞
肺血栓
塞栓症
心筋梗塞
狭心症
急性動脈
塞栓症
急性腎不全
閉塞性
動脈硬化症
虚血性
大腸炎

だから、足の動脈硬化は全身の血管を守るためにも、そして足自体を守るためにも防がないといけません。

●初期でも不安定なコブだと危険

足も含め、動脈硬化は10年、20年の年月をかけて進んでいきます。

最初は小さなコブだったものが、なんの対処もせずにそのままにしていると、だんだんとコブが大きくなり、血液が流れる部分は狭くなっていきます。

こう書くと、「そうやってだんだんと狭くなっていって、やがてふさがってしまい、心筋梗塞、脳梗塞、足梗塞などの病気が引き起こされるのか」と思うでしょう。実はそうではありません。

血管が詰まるタイプの病気がもっとも起こりやすいのは、まだ血管の内腔が4分の1程度しか狭まっていないような段階です。なぜなら、コブがやわらかくて不安定な場合、小さいものであっても、表面が傷つき、そこに血栓が生じて血管が閉塞してしまうからなのです。

不安定なコブとは、ちょうど小籠包《しょうろんぽう》のようなイメージです。覆っている膜が薄く、傷つきやすく、ちょっと傷つくとジューシーな中身が飛び出してしまう。小籠包であればジュワッと飛び出すのは肉汁ですが、動脈硬化のコブが傷つけば、出血して、それを覆うように「血栓」という血のかたまりができます。

その血栓が大きくなって血液の流れを止めてしまったり、あるいは、血流に乗って別の場所に運ばれて、そこで動脈を詰まらせてしまったりするのです。その場所が心臓の血管だったら心筋梗塞を、脳の血管だったら脳梗塞を引き起こすことになります。

ただし、**動脈硬化そのものには症状がなく、血管が詰まったり破れたりするなど自覚症状がほとんどありません。**検査をしなければわかりにくいといわれます。だからこそ、**足の血管力に着目して「老化のサイン」に早めに気づいてほしい**のです。そして、血管の老化を促す「残念な生活習慣」を変えていけば、その後の人生が変わります。

脳梗塞を起こす人がいちばん多い年代が、男性では70代前半、女性は80代前半です。脳梗塞を起こして後遺症のリハビリに励む人生になるのか、80代、90代になっても好きなことを楽しめる人生になるのか――。血管の老化はもっと前からじわじわ進行していたわけですから、運命の分かれ道で後者に進めるチャンスはあったはずなのです。

血管を修復する秘密兵器「一酸化窒素（NO《エヌオー》）」

「血管が詰まったら大変ですよ！」「切れたら、傷ついたら大変ですよ！」と、ちょっと怖い話が続きましたが、ご安心ください。

血管には自ら修復する力が備わっています。

それが、血管の内側を覆っている血管内皮細胞から分泌される「一酸化窒素（NO）」です。ここからは「NO」と呼びますね。

NOのいちばんの働きが、血管を広げて、血液の流れをスムーズにすることです。

血流がよくなるわけですから、当然、いいこと満載なのですが、どんないいことがあるかというと、大きく3つあります。

・血圧が安定する
・血管の炎症が抑えられて、傷ついた血管が修復される

血管力を高める一酸化窒素（NO）の3つの効果

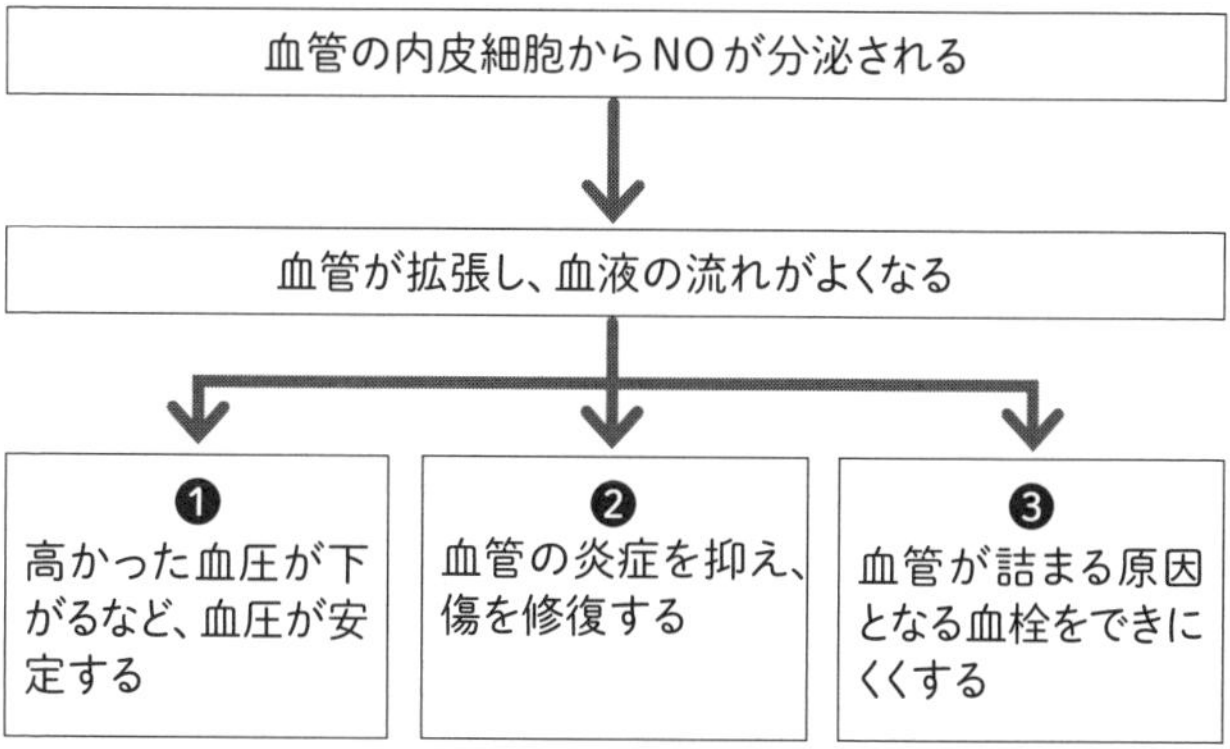
血管の内皮細胞からNOが分泌される
血管が拡張し、血液の流れがよくなる
❶ 高かった血圧が下がるなど、血圧が安定する
❷ 血管の炎症を抑え、傷を修復する
❸ 血管が詰まる原因となる血栓をできにくくする

・血管が詰まる原因となる血栓ができにくくなる

どうでしょう？　かなり、いいこと尽くしですよね。

高血圧は血管に負担をかけるので、血圧が安定すれば、血管は傷つきにくくなります。

また、血管の炎症を抑える、血栓をできにくくするという点では、ＮＯは傷ついた血管を修復し動脈硬化の進行を抑えてくれる〝メンテナンス係〟でもあります。

血管が広がるということは、血管全体がしなやかになるということ。血管の炎症を抑える、血栓をできにくくするということは、血管の内側をなめらかにしてくれるということ。

「しなやかさ」と「なめらかさ」が血管力の二大条件ですから、NOは血管力を上げる天然の薬のようなもの。血管内皮細胞にNOをバンバン出してもらうことが、血管力を上げる、いちばんの近道なのです。

ちなみに、心臓病の治療に用いられる「ニトログリセリン」、コレステロールを下げる「スタチン」「EPA（エイコサペンタエン酸）」、血圧を下げる「ACE阻害薬」といった薬には、NOを出しやすくする作用もあります。

NOの分泌が増えるのはどんなとき？

血管のメンテナンス係であるNOの分泌が少なくなると、血管の内側が傷つきやすくなるので、血管内皮細胞の働きが衰えます。血管内皮細胞の働きが衰えれば、ますますNOの分泌は減ります。

この悪循環を断ち切る解決策は、NOの分泌を増やしてあげることです。NOはちょっとしたコツで増えるのです。

NOの分泌が促されるのは、血行が促進したとき。

NOが分泌されると血管がしなやかに開いて血流がよくなるのですが、一方で、血流をよくすると、血流が血管の内側の壁を刺激してNOの分泌がさらに促されるのです。

では、手っ取り早く血行を促進するには？

それは、**運動**です。体を動かせば、全身でより酸素と栄養が必要になるので、心臓から多くの血液が送り出されて、血流が増します。

「えー、運動ですか……」と、ガッカリしないでくださいね。NOの分泌を増やすのに、ハードな運動は必要ありません。

激しい運動は、かえって血管に負荷をかけます。ゆるい、軽い運動で十分です。

それに、この本の読者はきっと私と同年代の60代前後の方が多いのではないかと思いますが、そのくらいのお年頃になると、「膝が痛い」「腰が痛い」などとちょっとしたトラブルを抱えている方も多いでしょう。そうした不調があっても無理なくできて、血管はしっかり若返らせる、ゆるいエクササイズを紹介しますので、NOをバンバン出して血管力をアップしましょう。

次の章からは、いよいよ足の血管力がアップする方法をお伝えしていきます。肌も髪もすべての組織は、血管を流れる血液に酸素と栄養をもらって養われているのですから、これからお伝えする血管力を高める方法は、体の健康を保つだけではなく、見た目を若返らせる近道でもありますよ！

3章

歩くだけで「足の血管力」がアップする

血管以外にも健康効果がいっぱい！

歩けるのに歩かない「クララ症候群」になっていませんか？

足の動脈硬化を招く「残念な生活習慣」の第一が、歩かない生活でした。

逆にいうと、歩くことで足の動脈硬化を遠ざけることができます。足の血管力を高める、いちばん手軽で有効な方法が、歩くことです。

歩くだけなら、いつでも、どこでも、誰でも無料でできますよね。道具も何も必要ありません！

ところが、患者さんに「歩いてくださいね」とアドバイスしても、**何かと歩けない理由を並べて歩こうとしない「クララ症候群」**の方が多いのです。

クララ症候群の「クララ」は、あの名作アニメ『アルプスの少女ハイジ』に出てくる車椅子の少女です。「クララが立った！」の台詞で有名な、あのクララです。

クララは、足が不自由でずっと車椅子生活をしていましたが、アニメの終盤、ハイジの叱咤激励を受けて車椅子から立ち上がります。すごく感動的なシーンですよね。
それまでクララが立てなかった理由には諸説あるようですが、私は心因性のものだったのだと思います。本当は歩けるのに、歩けないと思い込んで歩かなかったのです。

クララと同じで、本当は歩けるのに「膝が痛い」「足が痛い」「腰が痛い」「時間がない」といったことを大義名分にして歩かない、足を動かさない生活に陥っている人が結構いらっしゃいます。そうした方たちのことを「クララ症候群」と呼んでいます（もちろん、私の造語なので、ほかの先生方に言っても通じません！）。

痛みをがまんしてまで歩くのはよくありませんが、**筋肉は使わないとどんどん衰えていくように、足の血管も使わないと衰えていきます。**「足の血管を使う」とは、足を動かすということ。その手っ取り早い方法は、やっぱり歩くことなのです。

ですから、膝や腰に不安がある人も、痛みが出ない程度に休み休み歩いてほしいのです。少しずつ歩いているうちに、歩ける時間も延びていくはずです。

本当は歩けるのに歩かない「クララおばさん」「クララおじさん」にならないようにしましょう！

―歩くことが「足の動脈硬化」を防ぐ3つの理由①―

NOが分泌される

なぜ、歩くだけで足の血管力はアップするのでしょうか。

大きく3つの理由があります。

第一の理由が、「NO（一酸化窒素）が分泌されるから」です。

NOについては、2章の終わりで「血管力をアップする天然の薬のようなもの」と紹介しました。

簡単におさらいすると、血管をしなやかに開いてくれるとともに、血管の炎症を抑えて傷を修復してくれる〝血管のメンテナンス係〟です。

歩くときには、じっとしているときに比べて、足の筋肉で10～20倍の血流を必要とします。つまり、歩くだけで血流が増えるのです。

増えた血流は、血管を内側からマッサージするように刺激します。すると、刺激を受けた血管内皮細胞がNOの分泌を増やします。

また、体を動かすと、筋肉では「ブラジキニン」という物質が分泌されるのですが、このブラジキニンにもNOを増やす作用があります。


ですから、**NOの分泌を増やそうと思ったら、運動がおすすめ**です。

手をギュッと握ってパッと開く「グーパー運動」だけでもNOは増えます。

ただ、歩くことは全身運動です。しかも、足（下半身）を動かします。全身の筋肉の7割が集まっているのが下半身ですから、その下半身を動かすことがいちばん効率よくNOを増やすのです。


歩くことは、下半身の筋肉をしっかり動かすとともに、血管を内側からマッサージしてNOをバンバン増やす行為です。「血管が喜んでいるな～」と想像しながら、歩きましょう！

血管が増える
―歩くことが「足の動脈硬化」を防ぐ3つの理由②―

心臓から全身へと血液を送る、太い幹のような血管である大動脈は、股の部分で左右の足に分かれていきます。この枝分かれした部分を「腸骨動脈《ちょうこつ》」といい、さらに、太ももの部分を通る「大腿動脈《だいたい》」、膝裏を通る「膝窩動脈《しっか》」などと足先までつながっています。

足の血管に動脈硬化が起こると、どこかの部分が狭くなって、やがて完全に詰まってしまうこともあります。そうすると、その先の血流が途絶えるので、痛みやしびれが出たり、傷が治らなくなったりするわけです。

ただ、多くの場合、詰まりかけてくると、足先で酸素や栄養が足りなくなるので「側副血行路」と呼ばれる〝迂回路〟がつくられます。

道路でイメージするとわかりやすいと思います。

国道（＝足の動脈）で山崩れが起きて通れなくなったら、その先に住んでいる人たちは、移動も荷物の運搬もできなくなって困りますよね。そこで、山のなかにけもの道がどんどんつくられていく。そんなイメージです。

まさに、けもの道のような新しい血管ができるのです。

こうしたことは、足だけではなく、心臓でも起こります。ゆっくりじわじわと詰まっていった血管の場合、血液を欲するところに新しく血管ができて、詰まりかけている血管をカバーしてくれるのです。

このときに大事なのが、「もっと血液が必要!」「血流が不足して困っています!」と、体に訴えることです。**血流が足りないことを足に認識させれば、そこに新たな血管がつくられます**。だからこそ、歩くことが大事なのです。

歩けば、ふだんの10～20倍の血流が必要になるので、足の血管が衰えていると、「もっと血液が必要!」と足が認識して、新しい血管ができていきます。

1章で、足の血管がいったんは詰まったものの歩くことで手術を回避できた患者さんのことをご紹介しました。なぜよくなったのかというと、歩くことで代わりの血管ができて、それが発達して、狭くなった血管をカバーしてくれたからなのです。

逆に、歩かない生活をしていると少ない血流でもなんとかなってしまうので、どんどん衰えてしまいます。

―歩くことが「足の動脈硬化」を防ぐ3つの理由③―

生活習慣病を改善する

歩くだけで足の血管力がアップする3つ目の理由は、足の動脈硬化を招く「三大生活習慣病」を遠ざけることができるからです。

ウォーキングをはじめとした運動で高血圧、糖尿病、脂質異常症を予防・改善できることとは、国内外のいろいろな研究で明らかになっています。

例えば、高血圧治療の指針となるガイドラインには「**運動降圧療法**」という項目があります。つまり、運動には血圧を下げる効果があるということです。しかもその降圧効果は一時的なものではなく、22時間ほど持続することもわかっています。

ただし、ハードな運動は、交感神経を刺激してかえって血圧を上げてしまいます。そのため、ウォーキングのようなほどほどの運動がベストなのです。

また、歩くには当然、大きな筋肉を動かすためにエネルギーを必要としますよね。そのエネルギー源として使われるのが、糖や脂肪です。

余計な糖や脂肪が使われれば、血糖値も中性脂肪値も下がります。ですから、糖尿病、脂質異常症の予防・改善につながります。

さらに糖尿病に関しては、**運動によって「血糖値が下がりやすい体になる」**という効果もあります。

食事によって血糖値が上がると、体は血糖値をコントロールするために、すい臓から「インスリン」というホルモンを出します。そのインスリンに反応して、細胞が余った糖を取り込むと、血糖値が下がるのです。

ところが、糖尿病や糖尿病予備軍の人たちは、インスリンへの反応が鈍くなっています。**「インスリン抵抗性」**といって、インスリンは出ているのに、糖が細胞へ取り込まれない、インスリンの利きが悪くなっている人が多いのです。

この「インスリン抵抗性＝インスリンの利きが悪い状態」も、運動で改善することがわかっています。

こうした理由から、歩くことは、足の動脈硬化を招く三大悪である高血圧、糖尿病、脂質異常症を改善する、シンプルな解決策なのです。

・三大生活習慣病を遠ざけて、血管を老けさせる原因を取り除く
・NOを増やして、血管を若返らせる
・新しい血管をつくって、血流を保つ

この3つが「歩くだけで足の血管力がアップする」と断言できる、三大理由です。

マッサージでも足の血管を刺激することはできます。足をもむとスッキリしてむくみがとれたり、疲れがとれたりしますよね。それは血流がよくなるからです。ただ、皮膚の表面に近い部分を走っている静脈やリンパ管にはアプローチできますが、深部に入っている動脈にまではアプローチしにくいのです。

歩いて足の筋肉を動かせば、深部の動脈にも刺激がいきます。ですから、歩くことは最強の血管力アップ法なのです！

「動脈」だけでなく「静脈」にもいい

動脈硬化は名前の通り、血管のなかでも「動脈」が硬くなっていく病気です。血液の〝帰り道〟である「静脈」の病気を予防・改善するためにも、「歩く＝足を動かす」ことは欠かせません。

そのことがよくわかるのが、「**ロングフライト血栓症**」です。「エコノミークラス症候群」という名前のほうが有名でしょうか。以前はそう呼ばれていましたが、エコノミークラス以外の席でも起こる病気なので、最近ではロングフライト血栓症と呼ばれるようになりました。ちなみに、「静脈血栓塞栓症」が正式名称です。

飛行機の長旅のように、同じ姿勢のまま、長時間足を動かさないでいると、足の血流が悪くなり、静脈で血栓（血のかたまり）ができてしまうことがあります。

なおかつ、静脈は、動脈よりも血流が弱く、圧も低いので、血液の流れが停滞して詰まりやすいのです。血栓が、足の中心を走っている心臓への戻り道をふさいでしまうと、足全体やふくらはぎがパンパンに腫れたり、皮膚が変色してしまったりします。

もっと怖いのが、足の静脈でできた血栓が血流に乗って、心臓の右心房、右心室をすり抜けて肺にまで達してしまった場合です。心臓から肺へと向かう血管は、肺胞を取り巻く毛細血管につながっていてだんだん細くなっていくので、血栓がそこを越えられず詰まってしまうのです。

肺の血管を詰まらせれば、「肺梗塞」という死に直結する怖い病気を引き起こします。

ロングフライト症候群を起こすのは、飛行機のなかだけではありません。震災時にも多く、石巻赤十字病院の先生らが調べたところ、東日本大震災直後の2011年3月には、避難所で下肢静脈エコー健診を行った人のおよそ半数（114人中52人）に血栓が見つかったそうです。

車中泊避難だともっと窮屈《きゅうくつ》な姿勢のまま過ごすことになりやすいので、より危険です。

私のクリニックの患者さんでは、20代の若い方でお2人、肺梗塞を起こした方がいます。

飛行機で長旅をしたわけでも、震災で避難していたわけでもなく、日常生活のなかでじっと同じ姿勢を続けていたら血栓ができて、肺の動脈を詰まらせてしまいました。

実はお2人とも同じことをやっていたのですが、何だと思いますか？

オンラインゲームです。

ゲームに夢中になると、つい何時間も座ったままになってしまう人は多いかもしれません。でも、20代の若い血管でも血栓をつくって詰まらせてしまうことがあるのですから、じっと座りっぱなしで何時間も過ごすのはそれだけ危ないということです。

●「下肢静脈瘤」も歩くことがいちばんの予防法

静脈の病気でもう1つ代表的なものが、「下肢静脈瘤」です。足の静脈が太くなって、コブ状に浮き出てしまう病気です。

静脈は、血液を心臓に戻す血管ですよね。

心臓から出ていく血液は勢いよく送り出されていくので、動脈で逆流が起こることはありませんが、帰り道の静脈は血液の流れがゆるやかです。しかも、足から心臓に向かうには、重力に逆らって上っていかなければいけません。

そのため、そもそも逆流しやすいつくりになっているので、静脈には逆流を防ぐための

「弁」が備わっています。ところが、何らかの原因で弁が壊れてしまうと、血液が逆流して、停滞してしまいます。そうすると、静脈の壁に余計な圧力がかかって、壁が引き伸ばされて、静脈が太くなり、それがグネグネとヘビのように曲がりくねってコブ状に膨れてしまうのです。

足の動脈硬化は男性のほうが多いのですが、下肢静脈瘤は女性に多い病気です。特に妊娠・出産経験のある女性はなりやすく、女性ホルモンが一部関係しているのではないかといわれていますが、女性は筋力が弱いことも大きな理由です。

下肢静脈瘤は、簡単にいえば、静脈の内側の弁が壊れて血流が逆流してしまう病気です。足の筋肉があると、重力に逆らって血液が足から心臓に戻るのを助けてくれるのです。特に「第2の心臓」と呼ばれるふくらはぎの筋肉を動かすことが大事で、血液を心臓へと戻すポンプの役割を果たしています。

歩くと、ふくらはぎの筋肉をしっかり使いますよね。下肢静脈瘤を防ぐにも、歩くことが欠かせないのです。

逆に、男性でも歩かない生活をしているとなりやすく、特に、板前さんや美容師・理容師、教師、警備員など、立ちっぱなしの仕事の人の場合、下肢静脈瘤は珍しくありません。狭い場所に立ちっぱなしで、足を動かさないでいると、うっ血しやすいのです。

そして、なぜ静脈の弁が壊れてしまうのかというと、血管力が関わっています。弁も血管の内壁の一部ですから、血管の壁をしなやかに保つことが、下肢静脈瘤を防ぐために何より大切なのです。

弁がちゃんと機能するように、血管力を高めること。

静脈の血液が滞らないように、血流をよくすること。

この2つが下肢静脈瘤を防ぐ基本です。

下肢静脈瘤は加齢とともに増えます。それは年齢とともに血管力が低下するとともに、血液を押し戻すポンプ機能を果たす筋力も衰えていきやすいから。

歩いて足を動かせば、血管力も筋力も同時に鍛えられます！　それは下肢静脈瘤やロングフライト症候群を防ぎ、静脈の健康を守ることにもつながります。

歩くことにはうれしい「おまけ」もついてくる！

歩くことが、動脈、静脈のどちらにもいかに有効か、わかっていただけたでしょうか。こうした血管へのプラスの効果以外にも、実は、歩くことが習慣になると、うれしい「おまけ」がついてきます。ここでは、その「おまけ」を紹介しましょう。

おまけ①……ダイエットになる

「歩くとダイエットになりますよ」と伝えても、「いやいや、歩くだけでやせないよ」と思うかもしれません。

でも、歩くことは単に体を動かして脂肪を燃やすだけではない、プラスα《アルファ》の効果があることがわかってきたのです。

その1つが、筋肉から分泌されている「**マイオカイン**」という生理活性物質です。生理活性物質とは、生体内のさまざまな活動を調節したり活性化したりするもののこと。例えば、インスリンなどのホルモンも生理活性物質の一種です。

では、筋肉から分泌される生理活性物質であるマイオカインはどんな働きをするのかというと、実は50種類ものマイオカインが見つかっていて、それぞれ異なる作用を持ち、筋肉だけではなく、全身の臓器にさまざまな働きかけを行っています。

そのなかでダイエットに関わる作用としては、次のようなものがあります。

- 筋肉で糖や脂質の代謝を高める
- 筋肉で脂肪の分解を促す
- 脂肪細胞で脂肪の分解を促す
- 白色脂肪細胞を褐色化《かっしょくか》して燃えやすくする
- 筋肉の合成を高める

どれもうれしい作用ですよね。こうした体にとってよい働きを行う善玉のマイオカインは、筋肉が伸びたり縮んだりするときに分泌されることがわかっています。つまり、筋肉を動かすと、善玉のマイオカインが増えるのです。

一方で、実は、運動不足に陥ると分泌が増えるマイオカインもあります。その1つが「ミオスタチン」というもの。これは、筋肉の合成を抑えたり、筋肉のもととなる細胞が増えるのを邪魔したり、骨を壊す細胞（破骨《はこつ》細胞）を活性化して骨をもろくしたりする、悪玉のマイオカインです。

筋肉を動かすと、筋肉を増やして脂肪を燃えやすくする善玉のマイオカインが増えて、筋肉を使わないでいると、筋肉を委縮させ、骨ももろくする悪玉のマイオカインが増える。

そう知ると、「筋肉を動かそう！」と思いませんか？

効率的に筋肉を動かすには下半身の筋肉を動かすことが大事。やっぱり「足を使う＝歩く」ことです。

●脂肪の「ベージュ化」が起こる

ところで、先ほど善玉のマイオカインが持つ作用の1つとして「白色脂肪細胞を褐色化して燃えやすくする」と紹介しました。

「褐色化ってなんだろう」と思った方もいらっしゃるかもしれませんね。これは、最近わかってきた注目のトピックです。

脂肪細胞には、「白色脂肪細胞」と「褐色脂肪細胞」の2種類があります。

白色脂肪細胞は、脂肪をため込むエネルギーの貯蔵庫で、私たちが「脂肪」と聞いてイメージするのがこちらです。一方、褐色脂肪細胞は真逆の働きをするもので、脂肪を燃やして熱をつくります。

褐色脂肪細胞は赤ちゃんの頃に多く、大人になるにつれてだんだんなくなっていきますが、その度合いには個人差があります。褐色脂肪細胞が残っている人は、勝手に脂肪を燃やしてくれるので太りにくいタイプの人です。

ただ、60代になると、ほとんどの人で褐色脂肪細胞は全滅してしまうようです。

ということまでは以前からわかっていましたが、最近になってわかってきたのが、どうやら「第三の脂肪」があるらしいということ。白色脂肪細胞も、ある刺激によって、褐色脂肪細胞と同じように熱をつくる脂肪細胞に変身することがわかってきたのです。

それが「褐色化」です。

褐色化した脂肪細胞は、白色と褐色の間なので「**ベージュ脂肪細胞**」と呼ばれます。

では、白色脂肪細胞をベージュ脂肪細胞に変える「刺激」とは何かというと、よく知られているものに3つあり、その1つが「**運動**」なのです。

運動習慣のある人は、白色脂肪細胞が褐色化して燃えやすくなります。

ちなみに、白色脂肪をベージュ脂肪に変える残りの2つの刺激は、「**寒冷刺激**」と「**食事**」です。ベージュ脂肪は熱をつくり出すので、体が温まります。寒い場所に身を置くと白色脂肪細胞の褐色化が起こるのは、寒さに適応するために備わっている生体反応なのでしょう。

もう1つの食事については5章で紹介するとして、ここでは運動の話に戻りましょう。

褐色化を起こす運動は、ハードなものではなく、有酸素運動で十分です。歩くことで十分なのです。

大事なのは、習慣化すること。歩く習慣が、「善玉のマイオカイン」と「燃える脂肪」を増やし、あなたを〝燃えやすい体〟に変えてくれます。脂肪が燃えて体が軽くなれば、ますますラクに歩けるようになって好循環が生まれます。

おまけ②……骨折を防げる

骨粗しょう症も加齢とともに増えてくる病気です。特に女性は、60代になると5人に1人くらいが骨粗しょう症になります。

骨粗しょう症とは、骨の量が減って骨が弱くなり、骨折しやすい状態になること。転倒したときに骨折しやすいだけではなく、背骨がもろくなって体の重みを支えられなくなると、背骨がつぶれて圧迫骨折を起こし、背中や腰が曲がる原因になります。そうすると、シルエットがすっかりおじいちゃん、おばあちゃんになってしまいます。

骨を健康に保つには、骨に適度な負荷を与えることが大事です。

骨というのは、壊してはつくられることを繰り返しています。「骨を壊す」働きと「骨をつくる」働きのバランスが取れていれば骨の強度は保たれますが、壊すほうが相対的に大きくなると骨がもろくなっていってしまいます。

バランスを保つには、骨に負荷をかけることが必要なのです。

歩くときには一歩一歩が、骨に適度な負荷をかけることになります。歩く生活で骨が丈夫になれば、骨折を防ぎ、背筋がスッと伸びた若々しいシルエットを保てます。

おまけ③……うつ病予防になる、心が軽くなる

60代にさしかかってくると、定年退職が近づいたり、子どもがすっかり自立して巣立っていったり、あるいは親の介護が始まったり、自分自身もふとしたときに老いを感じることがあったりと、大きな環境の変化を迎えることがあります。その喪失体験から、うつ状態に陥る人は少なくありません。

歩行がうつ病を予防するという研究結果も多数出ています。

なぜ歩くことがうつ病を防ぐのか、はっきりとした理由はわかりませんが、1つには、**歩くことで「セロトニン」などの幸せホルモンが脳内で増えることが関わっているのではないか**と考えられます。

セロトニンには心を安定させる働きがあり、セロトニンが不足すると、やる気が出なくなり、気分が落ち込んで、うつ状態に陥ってしまうのです。そのため、セロトニンを増や

す薬が、うつ病の治療薬として使われています。

心の健康を守るために大切なセロトニンを増やす方法として知られているのが、朝日を浴びることと、リズミカルな運動です。歩くことも、その1つ。

以前にテレビ番組で、「ストレス軽減のために普段から実践している健康法はありますか？」と聞かれたときには、私は朝日を浴びながら犬と戯れることを紹介しました。

朝起きてカーテンを開けて、ガラス越しで構わないので朝日を浴びる。それだけでもセロトニンの分泌は促されます。そして、犬を庭に出して、追いかけて遊ぶ様子を撮影してもらいました。

もちろん、愛犬と一緒に散歩に行けば、なおいいと思います。私の場合、平日の朝は時間がないので、夜に散歩に行くことが多いのですが、ウォーキングのうつ予防効果に時間帯は問いません。

ウォーキングも、あるいは近所のお店に歩いて出かけるにしても、歩き始めるまでは億劫《おっくう》に感じるかもしれませんが、面倒くさいなと思いながらも出かけると、幸せホルモンの効果なのか、気分がスッキリして晴れやかな気持ちになるものです。歩いて、うつうつした気分を撃退しましょう。

おまけ④……フレイル予防になる

いくつになっても身のまわりのことは自分でやって、自立した生活を送りたい。ほとんどの人がそう願っていると思います。それでも現実は、65歳以上のおよそ5人に1人が要介護または要支援の認定を受けています。

介護が必要になる前の段階として、最近、注目されているのが「**フレイル**」です。フレイルの語源は、「虚弱」を意味する「Frailty（フレイルティ）」。フレイルは**加齢に伴って体力や気力が衰えて生活に影響が出てきている状態**のことを指します。

- **体重が減った**
- **疲れやすい**
- **動く機会が減った、動く気力がなくなった**

・歩くのが遅くなった
・握力、筋力が落ちた

このうち3項目以上に当てはまるとフレイルと判断されます。

「あ、自分だ」と思った方も、もしかしたらいらっしゃるかもしれません。でも、安心してください。フレイルの段階であれば、頑張り次第で元気な状態に戻れます。だからこそ、なるべく早くフレイルに陥っていることに気づき、正しく対処する、あるいはフレイルに陥らないように予防することが、いくつになっても自立した生活を送る秘訣なのです。

では、フレイルを防ぐ・改善するにはどうしたらいいのかというと、やっぱり大切なのが適度な運動です。歩くことは、フレイル予防、その先の介護予防にもなります。

フレイルに陥る原因にはいろいろあり、例えば、うつ病をきっかけに家に引きこもりがちになり、食欲もなくなって疲れやすくなるようなパターンもあれば、骨粗しょう症で骨がもろくなっているところに転倒して骨折して、筋力も弱くなって歩行困難になっていくこともあります。

そのどちらのパターンも、歩くことで予防できることはすでにお伝えした通りです。

●心臓、肺、腎臓、脳も歩くことで若返る

そのほか、心臓や肺、腎臓、脳の機能が低下してフレイルに陥る人もいます。歩くことは、そうしたケースでも予防策になります。

ある患者さんは、長年の喫煙から「慢性閉塞性肺疾患（ＣＯＰＤ）」という肺の病気になり、息切れや息苦しさがあって、酸素吸入器が欠かせなかったのですが、毎日歩くようになったら、酸素吸入を行わなくてもいい状態にまで回復しました。それが80代半ばの頃の話で、90代半ばになって、また酸素吸入器を使うようになりましたが、その間の10年ほどはずっと酸素吸入なしで生活されていました。

歩くことは、心肺機能も高めてくれるのです。

心肺機能は、運動で鍛えられます。みなさんも、ジョギングや早歩きを始めて、最初のうちはすぐに息が切れていたけれど、続けるうちにだんだん慣れていったというような経験があるかもしれません。

同じように、**腎臓や脳の機能も歩くことで改善**します。

腎臓は細い毛細血管が集まっている臓器です。歩くことで血管力が高まると、腎臓の働

きの改善にもつながります。腎臓の働きが低下する「慢性腎臓病」では、治療の一環として運動が取り入れられているのです。

脳も血流が大事です。脳を構成する神経細胞は血流不足に弱いのですが、体を動かすと脳の血流も増えます。よく歩く人ほど認知症になりにくいという研究結果も出ています。

心臓や肺の機能も、腎臓や脳の働きも、歩くことで老化を遅らせ、改善することができます。そうすると、心臓病やCOPD、慢性腎臓病、認知症といった病気も予防できますし、それらをベースにフレイルに陥ることも防げます。

●歩かないと歩けなくなる

車をずっと乗らずに車庫に入れっぱなしにしていたら、ダメになってしまいます。家も、誰も住んでいないとボロボロになってしまいますよね。体も使わないとダメになるのです。

70代後半以上の方は、入院して3日くらい横になって過ごしていると、すぐに歩けなくなってしまいます。リハビリをすることでだんだん戻っていきますが、「1時間、街に出てもいいですよ」といって送り出しても、最初のうちは「怖くて歩けない」とすぐに戻って来てしまいます。病院に勤めていた頃、そういう患者さんが多くいらっしゃいました。

外は、風が吹いたり、人の流れがあったり、車が通っていたりするので、室内とはまた違うのです。プールでは泳げた人が、川や海では怖くて泳げないのと同じような感じです。風や人波のなかを歩くには、よりバランス感覚も必要ですし、踏ん張りが利かなければいけません。入院前は普通に生活していた人でも、ほんの数日、歩かない生活をしていると、歩けなくなるのです。

若い方も、今回の新型コロナウイルス感染症の流行で、コロナにかかって寝込んだり、リモートワークになってずっと家に引きこもって歩かない生活に陥ったりしたときに、体力の低下を実感した方は多いのではないでしょうか。

コロナの後遺症でいちばん多いのが倦怠感やだるさですが、なかには、ずっと安静にしていたことで体力が低下した方もいらっしゃるように感じます。私のクリニックの患者さんにも、「コロナになってから疲れやすい」と訴える方はいらっしゃるのですが、「少し体を動かしてみたらどうですか」「歩いてみたらどうですか」とアドバイスしています。

体は使わないとどんどん体力が落ちていくので、「ちょっと疲れやすくなったな」「体力が落ちたな」と感じたときこそ、歩いてほしいと思います。

「足の血管力」アップには1日〝トータル30分〟

歩くことが血管力アップに直結すること、うれしいおまけもたくさんついてくることがわかったら、「歩こうかな」という気にだんだんなってきますよね？

まずは「1日トータル30分」を目安に歩いてほしいと思います。

ポイントは「トータル」というところです。

ウェアを着替えて、ウォーキングシューズを履いて、30分のウォーキングを毎日するのは、もともと歩く習慣のない人にとってはハードルが高いのではないでしょうか？　すでにウォーキングが日課になっている人はぜひ続けていただいて、そうではない人は、細切れの歩行をトータルで1日30分めざしましょう！

「運動は30分続けないと意味がない」という説を聞いたことがある人もいるかもしれません。この説はすでに覆されています。

運動中は筋肉を動かすためにエネルギーの消費が増えますが、そのエネルギー源の主体が脂肪に切り替わるのが運動を始めて20分以上経過してからです。そのため「続けて30分くらいやらないと意味がない」とまことしやかにいわれていたのですが、最初からブドウ糖（グルコース）だけではなく、脂肪もエネルギー源として使われます。

つまり、運動のし始めは糖と脂肪の両方を燃やしてエネルギーをつくり出していて、20分くらい経ってくると、脂肪主体に切り替わっていくということ。初めからちゃんとどちらも使っているので、**5分、10分といった細切れの運動でも十分に意味がある**のです。

1日30分まとめて運動しても、10分の運動を3回分けて行っても減量効果に差はないとの報告もあります。

むしろ、こまめに歩くほうが血管にとってプラスになる面もあります。

例えば、1日30分のウォーキングは日課になっていても、それ以外の時間にはほとんど歩かない人もいるでしょう。その場合、肥満はある程度予防できるかもしれませんが、食後高血糖や食後高脂血症（食後に中性脂肪値が急増すること）の問題は残されます。特に今は血糖値の問題を抱えている人が多いので、その場合、1日3回の食後に10分でも5分でも軽く動いたほうがいいのです。

動きグセをつけるだけで歩行量は増やせる

細切れの歩行で1日トータル30分をめざすには、〝動きグセ〟をつけることがポイントです。歩けるチャンスは、生活のなかに結構たくさんあるもの。あとは、歩くほうを選ぶかどうか、です。

〈自宅編〉

・買い物には歩いていく。余裕があればあえて少し遠くのスーパーに
・こまめに掃除をする
・何かを使ったら、もとの部屋、場所にその都度戻す
・テレビは立って観る
・キッチンで炒め物や煮込みをしているときには、かかとの上げ下げを
・朝食は時間の節約もかねて、キッチンカウンターで立って食べる

〈会社・外出編〉

・通勤は一駅手前で降りて歩く。複数駅から歩ける場合は、いちばん遠い駅を選ぶ
・オフィスや駅のフロア移動は階段を使う
・コピーは人に頼まず、自分で取りにいく
・コピーや駅などの待ち時間は、かかとの上げ下げのチャンス
・トイレはあえて別のフロアに。特に昼食後は遠いトイレを使って歩行タイムに
・昼休憩は自分のデスクではなく場所を変える。または外に買いに行く

私も、普段から動きグセをつけるよう意識しています。

医者の仕事は、朝から夜まで診察室で過ごすので、意識しなければ座りっぱなしになりやすいのです。以前は立派な背もたれのある椅子にもたれかかって座っていましたが、それでは立ち上がるのに「ヨイショ」と気力を使ってしまうので、立ち上がりたくなる椅子に変えました。

今、診察室で使っているのは、背もたれのない椅子です。すぐに立ち上がりやすく、例えば何か検査が必要になったら、「こちらにどうぞ」と患者さんと一緒に歩いていくなど、

ちょこちょこ動いています。

●食べすぎたらその日のうちに調整する

また、午前の診療は1時ぐらいに終わり、午後の診療が始まる3時まで少し時間があるので、その隙間時間を利用して、ランチを食べたあとに近くのスポーツジムに行くこともあります。あるいは、夕食を食べすぎちゃったなと思ったら、ジムに行って少し有酸素運動を行います。

「夕食後に外に出るなんて面倒では？」と思うかもしれません。家から歩いて5、6分のジムとはいえ、正直なところ、私も面倒に感じることはあります。でも、食べすぎたときにはその日のうちに調整して寝ることをマイルールにしています。

食べすぎたら、夜に燃やしてから寝る。そうすればエネルギー収支が合って、太ることはありません。内臓脂肪をたくわえれば血管も老けます。

カロリーや糖質量などを計算しているわけではありませんが、食べすぎたときには「やっちゃったな」と自分でわかりますよね。その罪悪感を持ったまま眠りにつかないようにしています。

もっと「足の血管力」を高める歩き方

血管力アップをめざして歩くときには、いつもよりも５㎝歩幅を広げて歩きましょう。足の筋肉を大きく使えて、血管を若返らせる天然薬「ＮＯ」の分泌も増えます。

ついでに、「自分のメタボ腹をまわりの人に見られている！」と妄想して、下腹部を凹《へこ》ませながら歩くと、さらに効果的です。

お腹を凹ませた状態をキープしながら呼吸を続ける動作を「ドローイン」といいます。腹筋群を鍛えるトレーニングです。このドローインをしながら歩くと、足だけではなく、お腹まわりの筋肉もより使えて、効果が倍増します。

例えば、「トイレに行くときには必ず歩幅はプラス５㎝、お腹は凹ませて歩こう」などと決めてもいいですね。それから、ガラスや鏡に自分の姿が映ったときに、必ずお腹を凹ませることを習慣づけるのも、わかりやすくておすすめです。

また、脂肪燃焼効果を上げるには、なんといっても早歩きです。ハアハアと息が切れるようなスピードではなく、心地よさを感じられ、隣の人と会話ができるくらい、鼻歌がなんとか歌えるくらいの早歩きがベストです。

スポーツジムで有酸素運動を行うときには、私は、心拍数110くらいを目安に、ランニングマシーンで早歩きをしています。

最大心拍数の60～70％の心拍数で運動をすると、いちばん脂肪燃焼効率がいいのです。最大心拍数は年齢によって異なり、いくつか計算式がありますが、昔から使われていてわかりやすいのが次の式です。

最大心拍数＝220－年齢

この値に「0・6」または「0・7」をかけて出た数値が、もっとも脂肪燃焼効率のいい心拍数です。私の場合は「(220－60)×0・7＝112」なので、食べすぎた夜にジムに行って有酸素運動をするときにはだいたい110を目安に、30～40分早歩きをしています。

血管力アップにもっとも効果的な歩き方は、「下腹部をちょっと凹ませながら大股で早歩き」です！

NOがバンバン出ていることを想像しながら歩きましょう。

●階段は1段飛ばしよりも1段ずつ？

それから、階段を上るときには以前は1段飛ばしを心がけていましたが、最近は、「1段飛ばし」と「1段ずつ上ること」を使い分けています。

1段飛ばしでリズミカルに上るほうが筋力はつきます。でも、1段ずつ上ったほうがいい面もあるのです。それは、時間がかかる分、消費エネルギーは大きいということ。

ですから、**筋力をつけたいときには1段飛ばし**が、**食べすぎたときなどエネルギーを消費したいときには1段ずつ上る**ほうがおすすめです。いずれにしても、大前提としてエスカレーターではなく階段を使うということですね。

また、室内だけではなく外も歩いてほしいと思います。

外に出れば、風が吹いたり、人の流れがあったり、段差があったりして、ちょうどいい負荷がかかります。幼少期の下校時を思い出して、段差があったら上ってみたり、坂道を見つけたら下ってみたり、余裕のあるときには落ち着きのない歩き方をするのも楽しいものです。筋肉にも骨にもいい刺激になります。

外来で患者さんに「できるだけ歩くようにしてくださいね」と伝えると、なんだかんだと言い訳をして歩かない「クララ症候群」の方が半分、歩くようになって血液データも体調も肌の調子もよくなっていく人が半分くらいでしょうか。

でも、この本を手に取ってくださった方は「10年後も20年後も元気に過ごしたい」「若々しくありたい」というモチベーションの高い人だと思いますので、きっと動きグセをつけて、歩く生活、足を使う生活を実践してくれると信じています！

歩ける足をつくるには「足のケア」も必要

「歩きましょう、歩きましょう」といっても、足にトラブルがあるとなかなか歩く気にはなれないでしょう。「歩ける足」をつくることも大切です。

家の中でスリッパを履いていますか？

家に帰ってきたらすぐに靴下を脱ぎすてて、裸足でペタペタ歩いていませんか？

裸足生活は足に負担がかかります。足の裏への刺激が強すぎるのです。固い床の上で裸足で生活していると特にかかとに負担がかかり、痛めてしまうことがあります。

例えば、「**足底腱膜炎**《そくていけんまくえん》」という病気。

かかとから足の指のつけ根まで、足の裏を扇状に覆っている膜が硬くなって、かかとを引っ張ってしまうためにかかとが痛くなる足の病気です。特に朝起きて立ち上がるときにイタタタと鋭い痛みが走ります。足の裏の膜に過度な負担がかかることで生じるので、ランニングなどのハードな運動や立ち仕事、肥満などが原因になります。

この足底腱膜炎のセルフケアでまず大事なのが**ストレッチ**です。足の裏を伸ばすストレッチのほか、ふくらはぎやアキレス腱が硬くなるとかかとへの負担が増えるので、ふくらはぎとアキレス腱を伸ばすストレッチも有効です。

そして、スリッパ生活で足の裏を守ってあげることも大切。外出時の靴は選んでも、家のなかでは無頓着な人が結構多いのです。私も以前はスリッパを使っていませんでしたが、スリッパ生活に変えてから「こんなにも違うのか！」と実感しました。

昔の家は畳が多かったのでスリッパはいりませんでしたが、今はフローリングがほとんどですよね。私の家も畳は一部で、基本はフローリング、一部タイル貼りの部分もありますす。カーペットを敷いている部分もありますが、それでも裸足では床の硬さが直に足に伝わるので痛くて、もうスリッパなしには戻れません。

ただし、サイズの合わないスリッパはつまずきや転倒のリスクになるので、歩きやすいものを選んでください。

●「外反母趾《がいはんぼし》」を防ぐには、靴の選び方から

女性に多い足のトラブルが「外反母趾」です。足の親指が人差し指のほうに「く」の字

に曲がってしまう病気です。親指のつけ根が出っ張ってしまうので、靴を履くと当たって痛みが出やすく、そうなると「隙間時間に歩こう」「ウォーキングしよう」とはなかなか思えません。さらにひどくなると、靴を履いていなくても痛むようになります。

外反母趾のいちばんの原因は、靴です。先が細くなったハイヒールを履いていると外反母趾になりやすいことがよく知られています。先の細い靴は親指のつけ根から先を圧迫し、ヒールが高いとさらにつま先に負荷がかかるので、外反母趾を起こしやすいのです。それに加えて、肥満や筋力の低下があると、なおさら負担がかかります。

外反母趾を防ぐ、悪化させないためには、なんといっても靴の選び方が肝心です。次のようなポイントを意識してください。

- 足指のつけ根はフィットしているもの
- つま先はゆったりして足指が動かせるもの
- ヒールは低めでやわらかい素材
- 足裏のアーチをサポートする中敷き（インソール）を使うのもよい

「足の裏」をケアするストレッチ

足の裏にかかる負担を軽減するには、足裏のほか、ふくらはぎやアキレス腱をやわらかくしておくことが効果的。ストレッチして「足底腱膜炎」を防ぎましょう。

足裏を伸ばすストレッチ

足のかかととつま先を手で押さえながら、足のかかとから足首にかけて、ゆっくり反らす。

10回を1セットとして、1日3回行う。
＊足裏が伸びるのを意識する。

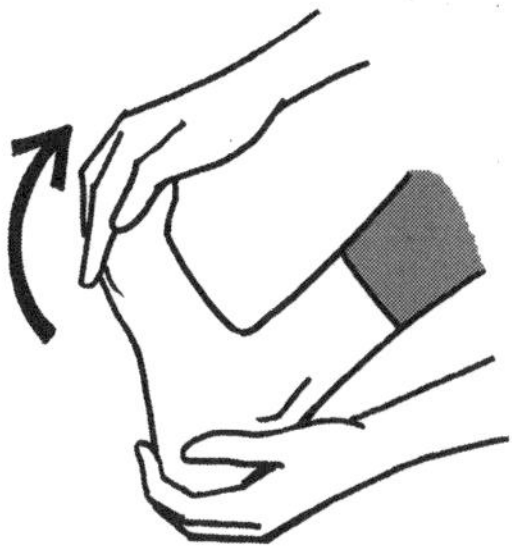

ふくらはぎのストレッチ

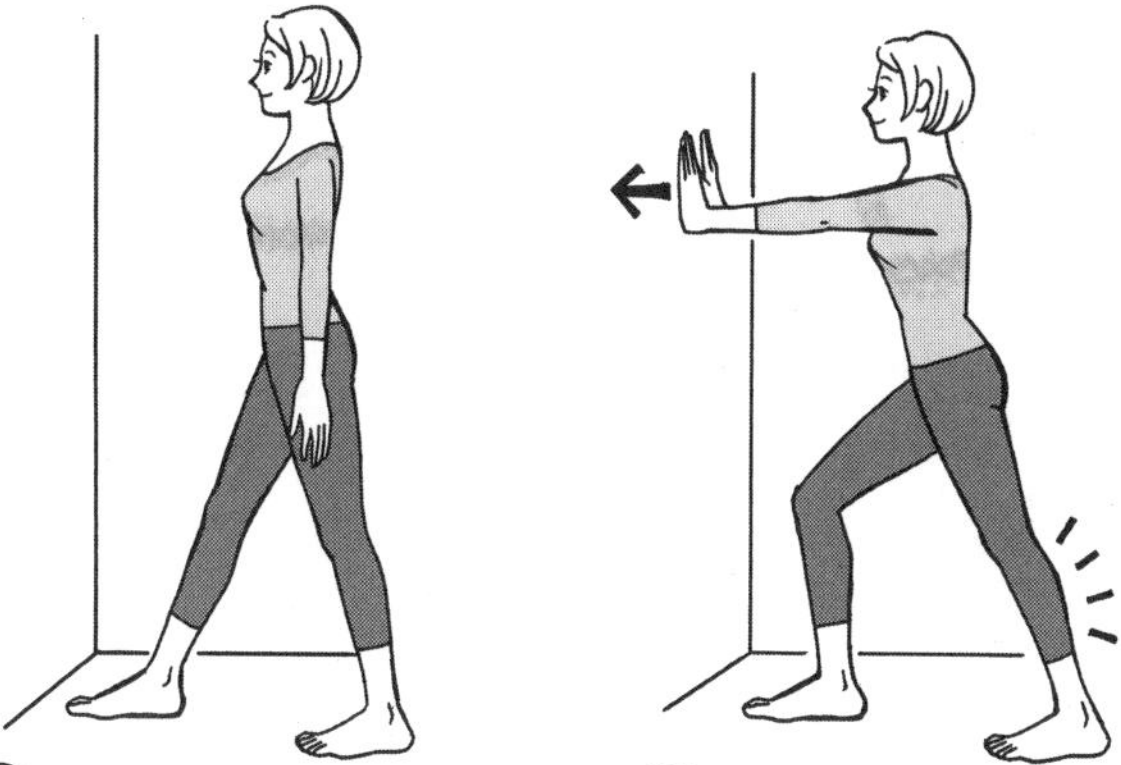

①

壁に向かって立ち、右脚を前、左脚を後ろにして、脚を前後に開く。

両足裏をしっかり床につける。

②

両手を壁にあて、壁を押すようにしながら右膝をゆっくり曲げて、左脚のふくらはぎを伸ばし、10秒間キープ。

反対側の脚も同様に行い、それぞれ3回繰り返す。

靴の選び方に迷ったら、シューフィッティングサービスのあるお店を利用するのもおすすめです。実際に足の計測を行った上で、その人に合った靴を提案してくれます。

また、足指が曲がったまま固まらないように、足指を動かすエクササイズも有効です。

「グーパー運動」

①足の指をすべて内側に折り込む＝グー

②すべての指をパッと広げる＝パー

③グーとパーを繰り返す

「タオルギャザー運動」

①床に置いたタオルを足の指を使って手繰り寄せる

②5本の足指でタオルをつかんだら、少し持ち上げてから離す

どちらのエクササイズも座ってテレビを観ながらでもできます。足指も動かさないと動かしにくくなります。足だけではなく、足の指も動かす習慣をつけましょう！

「足」のための肌ケア、爪ケアのポイント

足のトラブルといえば、乾燥や水虫も多いですよね。

「冬場は乾燥するもの」「しょうがない」と思っている人もいるでしょうか。でも、乾燥からかゆみが出て、ひっかいているうちに傷になったり、「貨幣状湿疹」といって、コインのような形をした茶褐色の湿疹がたくさんできて治りにくくなってしまったりすることもあるのです。また、かかとが、松の内明けの鏡餅のようになっている人はいませんか？ ひび割れが深くなると、出血して、痛みで歩けなくなることもあります。

水虫にしても、傷から菌が入って、「蜂窩織炎《ほうかしきえん》」という足の感染症を起こしてしまう人もいます。皮膚が赤くパンパンに腫れて痛みを伴い、ひどいときには熱も出て悪寒や倦怠感もする、結構ひどい感染症なのです。水虫から蜂窩織炎を起こす方が、私のクリニックにいらっしゃる患者さんでも年間数人います。

たかが乾燥、たかが水虫と、あなどってはいけないのです。

でも、乾燥も水虫もケア次第で防げます。

足のケアの基本は、清潔に保つことと保湿。

当たり前ですが、ちゃんと足を洗いましょう。足の裏や指の間もやさしく洗って、洗ったあとはタオルで拭いてちゃんと乾かすことも大事です。

それから、保湿クリームはつけていますか？　顔や手は化粧水や乳液、ハンドクリームを熱心につけていても、足はノーマークという方、女性でも意外に多いのです。

カサカサになってかゆみに困っている患者さんに「どうしてクリームをつけないんですか？」と聞くと、「つけたことがない」といわれたことがありました。今日も「粉吹き肌になったらダメですよ」と患者さんと話していたところです。

私の専門は循環器内科ですが、糖尿病やアレルギー体質の患者さんは皮膚が乾燥しやすく、肌トラブルを抱えている人も多いので、保湿剤としてクリームを処方することもよくあります。

一般的に、加齢とともに皮脂や汗が出にくくなって足全体が乾燥しやすくなります。この本の読者のみなさんは、乾燥が気になるお年頃ではないでしょうか。

保湿剤は、市販のもので十分ですが、保湿効果に優れた処方薬もあります。

乾燥がひどいときには、肌に水分を与えるローションを先に塗って、その上から、水分が逃げないようにカバーするクリームやワセリンを塗ると、保湿効果が長持ちします。また、皮膚が硬く厚くなっているときには尿素が配合されたクリームがおすすめです。乾燥が気になったら、こまめに保湿剤を塗る。それだけで肌は若返ります。私も、カサカサが気になったらすぐにクリームをつけるようにしています。

●歩くことは巻き爪予防にもなる

巻き爪も、「歩けない」「歩きたくなくなる」原因の1つです。

どうして巻き爪になるのかというと、1つは、**間違った爪の切り方です。**

爪を切るときにどんな形に切っていますか？

①丸く切る
②四角く切る

さて、どちらが正しい爪の切り方でしょうか？

爪は丸いイメージがあるかもしれませんが、正解は「②四角く切る」です。より正確にいうと、「スクエアオフ」といって、少し丸みのある四角形に整えるのが理想です。

まず指先と同じくらいの長さでまっすぐに切って、両端を角を落とすように少しだけ切るとスクエアオフに整います。

爪の先の白い部分が1㎜ほど残っている状態です。白い部分がまったくない、爪の下の皮膚（爪床）が見えているような状態は、切りすぎ。つまり、深爪ですね。

両端を深く斜めに切ってしまう人もいますが（＝バイアスカット）、これもダメ。どちらも、巻き爪をはじめ、爪が変形する原因になります。

爪の切り方のほか、巻き爪になる主な原因のもう1つが、実は「**歩かないこと**」。

爪は、もともと「丸くなろう、丸くなろう」とする力が働いています。それに対して、歩くことで下から上に爪を押し上げ、広げる力が加わることでバランスが保たれるのです。

そのため、寝たきりになると巻き爪になる方が多いです。

巻き爪になると歩きにくくなる一方で、歩かない生活が巻き爪をつくります。

ですから、巻き爪を防ぐには、しっかり足を使うことが大事です。

理想的な爪の形は「スクエアオフカット」

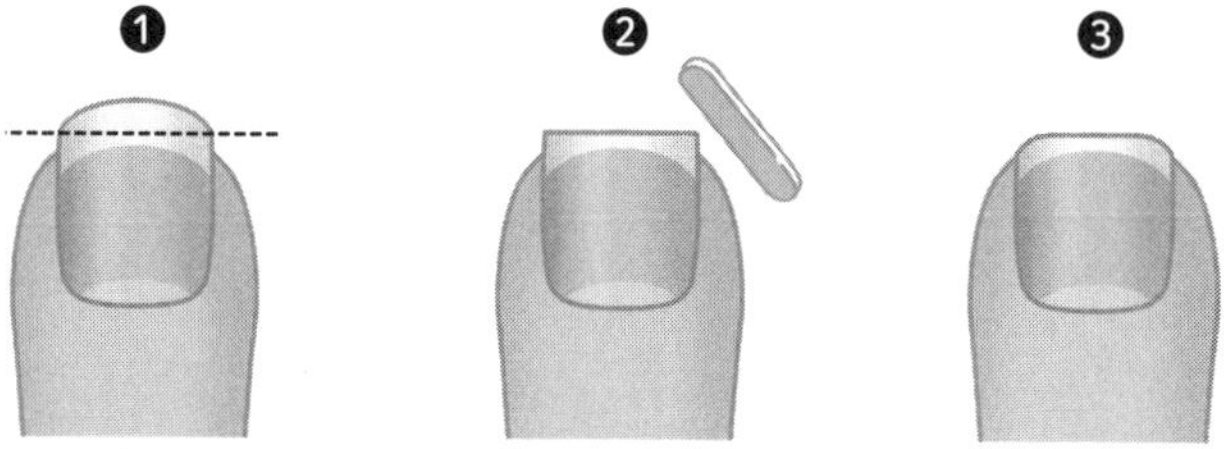

❶ 指先と同じくらいの長さで爪の上部を一直線に切る

❷ 指先のカーブに合わせ爪ヤスリで角を丸く削る

❸ 完成

よくない切り方の例

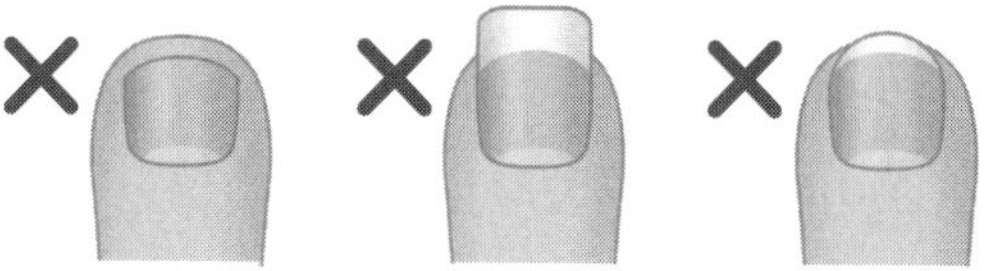

短すぎる(深爪)

長すぎる

角を深く切りすぎている

column

「走る」より「早足ウォーキング」をしよう

「足を使う生活をしましょう」と伝えると、「じゃあ、走ります！」と、ランニングシューズを買ってきてジョギングを始める方もいるかもしれません。若い人はいいのですが、60歳にさしかかってくると膝を痛めます。若い人でも肥満体形の人が「ダイエットのために」と走ったら、〝荷物〟が重くて膝を痛めたということはあるあるです。

私も、50代までは5㎞くらい走っていましたが、今はやめて、有酸素運動は早歩きに変えました。走らなくても、早足のウォーキングで適度に心拍数が上がって、血管力アップ効果は十分なのです。

むしろ、無理な運動は、よからぬ結果を招きます。私の友人は、朝のジョギングでちょっと変わった大変な目に遭いました。

メタボで心臓を悪くして、心筋梗塞の一歩手前までいった彼は、心臓の血管を広げる「ステント治療」を受けて助かったのですが、同時に、「生活習慣を変えなければいけない」と痛感したようで、糖質制限を始めました。

ところが、完璧主義の彼は、糖質を制限しすぎて、体内で「ケトン体」というものが増えすぎて、強いかゆみを伴う「色素性痒症《ようしょう》」に（だから、糖質制限はほどほどが大事です。これについては5章でお伝えします）。「糖質を減らしすぎてはいけないよ」というアドバイスを守って、適度に食べるようになったところ、皮膚症状まで改善して、すっかり健康的になりました。

それはとてもいいことなのですが、もともとスポーツ好きの彼は、以前から朝のマラソンを習慣としていました。そして私と同級生なので60歳になった今も、毎朝5時前に起きて、山沿いの道を10㎞ほど走っているのです。

ある朝、いつものように走っていたら、山のほうから黒い物体が向かって来たそうです。「何だろう」と思っていると、なんとクマ。ジョギング中にクマと鉢合わせしてしまったのです。明らかに自分のほうに向かってくるので、スピードを上げて全速力で走り抜けたら、間一髪、すり抜けて、クマはそのままガードレールに突進して気を失っていたそうで、その隙に交番まで走って逃げたと聞きました。その後、見に行ったらクマの姿はなく、ガードレールに凹みが残されていたそうです。

友人は、「毎朝走っていたおかげで助かったんだ」と武勇伝として語っていますが、そもそもそんな早朝に山沿いの道をジョギングをしていなければクマに襲われることもなかったのではないか、というツッコミが聞こえてきそうです。

還暦を過ぎてこういう無茶をすると、クマに遭遇してしまうこともあるのです。というのは冗談ですが、実は早朝のジョギングには注意が必要なのです。

朝は、リラックスして眠っていた状態から、起きて活動する状態へ、体が切り替わる時間帯です。副交感神経から交感神経へと自律神経の主役が替わる、とてもセンシティブなタイミングなのです。また、交感神経が優位になろうとすることで、血圧や心拍数が上がりやすくなっている時間帯でもあります。

そんなセンシティブな朝の時間にジョギングなどのハードな運動を行うと、血圧や心拍数が跳ね上がり、心筋梗塞などの血管事故を起こしやすいのです。実際に、脳卒中や心筋梗塞が起こるのは、午前中、特に起きて1時間以内がいちばん多いことが知られています。そのため朝は「魔の時間帯」と呼ばれているのです。

ですから、たとえクマに遭遇しなくても、早朝の運動はやめて、日中や夕方に無理せず行ってほしいと思っています。

4章

「足の血管力」を高める簡単エクササイズ

「1日5分」で血管から若返る

「時間がない」なら、時間がなくてもできることをすればいい

3章の冒頭で、歩けるのに歩かない「クララ症候群」（著者造語）が多いと書きました。

「先生、ひどい！　本当に歩けないいんです」と思った方もいるかもしれません。その場合は、申し訳ありません。

「本当に、時間がないんです」

「本当に、足が痛いんです」

「本当に、膝が痛いんです」

など、いろいろ事情はあるのでしょう。でも、そうした事情があっても足の血管力を鍛えることをあきらめないでほしいのです。

歩くことが足の血管力を高めて動脈硬化を防ぐ手っ取り早い方法ですが、かといって、**歩くことだけが足の運動ではありません。**

たとえ座る生活が中心でも、足の筋肉も足の血管力も鍛えられます。たとえ膝が悪くても、太ももは鍛えられます。そして、太ももを鍛えることが膝を守ることにもなるのです。

例えば、「変形性膝関節症」は65歳以上の2人に1人が悩まされているほど、身近な病気です。膝の関節の軟骨が老化することで、だんだん関節が変形して痛みが出るようになるのですが、実は太ももなど膝まわりの筋肉が弱って、膝がグラグラすることで、余計に症状を悪化させていることがよくあります。

ですから、膝が痛い人ほど、膝を守る筋肉を鍛える運動が大事です。

そこで、膝が痛くても、足が悪くてもできるエクササイズを考えました。どれも思い立ったときにその場でできるものばかりです。ほんの数分あればできるので、「本当に時間がないんです」という人でもできるはずです。

座ったままできるものもあるので、できそうなものからやってみて、ぜひ習慣にしてください。続けることが大切です。座っている時間が長くても、あきらめずに足を動かしましょう！

「足の血管力」がアップするエクササイズ

1 脚上げ

膝を痛めないようにしながら足を動かし、血液循環やリンパの流れをよくするエクササイズです。脚を上げることで、同時に太ももの筋肉も鍛えられます。

①椅子に座る。

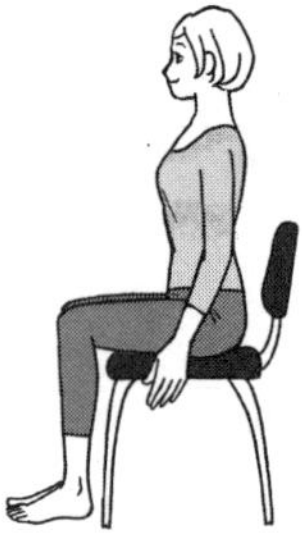

②片方の脚を床と平行になるまで上げ、つま先を伸ばす。
椅子から太ももが少し浮くようにする。
＊きつければ手で太ももを下から支えてもよい。

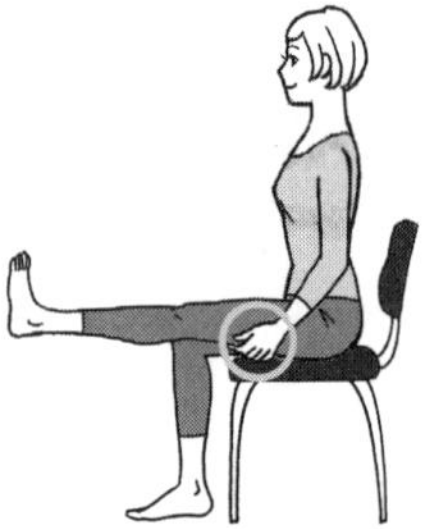

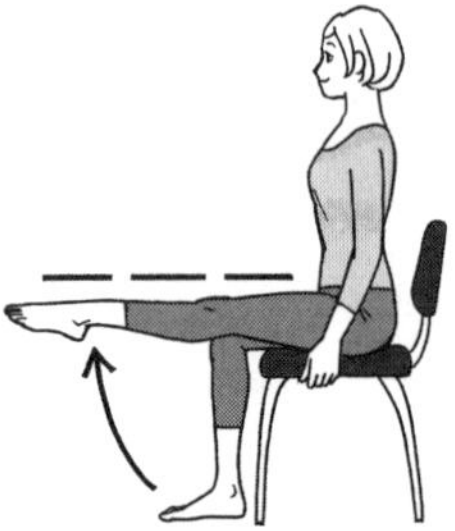

③足首を曲げ、つま先を自分のほうに向ける。
30秒から1分キープ。
②③の動きを3回行う。反対側の脚も同様に行う。
＊膝は曲げないようにする。

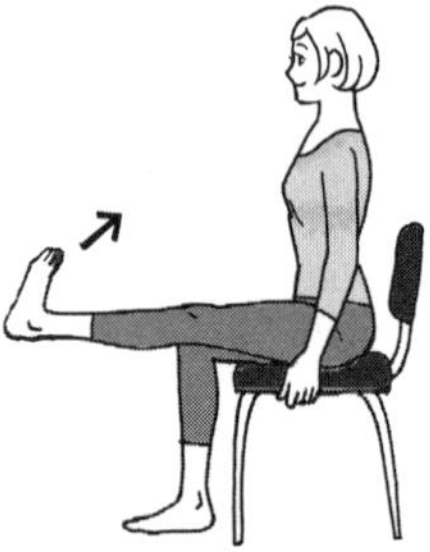

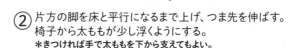

2 スロースクワット

太ももの筋肉を鍛えるために、とにかくゆっくりと行うのがポイント。椅子に座る直前の状態を維持するのがきついときは無理せず、椅子に座ってしまっても大丈夫です。

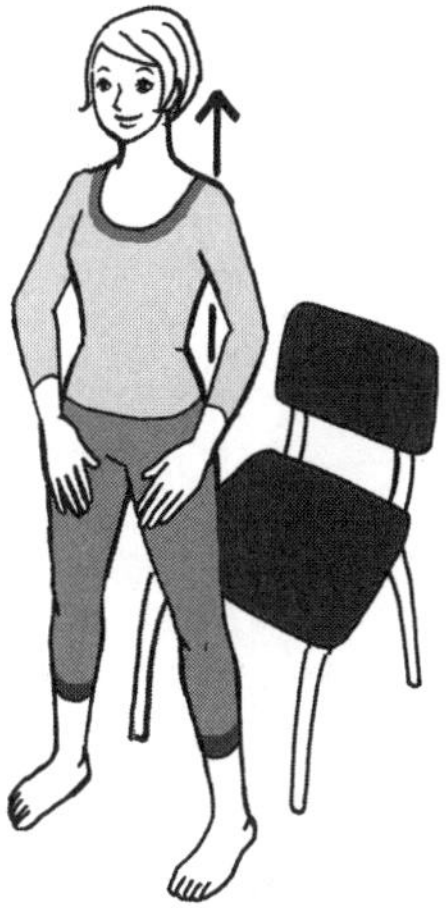

① 椅子から立ち上がる。
両脚を肩幅より少し広めに開いて立ち、背筋を伸ばし、両手は太ももにそえる。

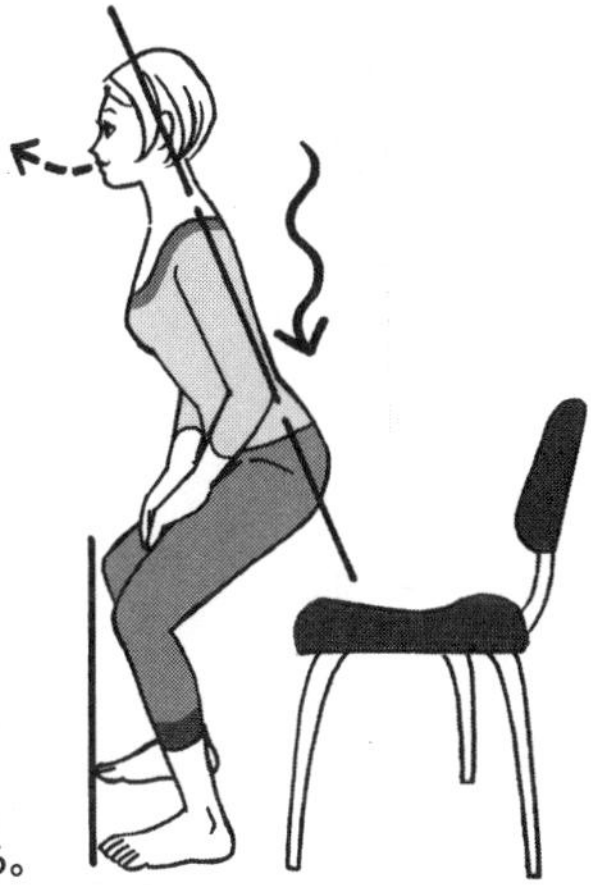

② 息を吐きながら1～5まで数え、ゆっくりと腰を落とし、椅子に座る直前の状態で止める。
このとき、背中が丸くならないようにする。
息をしながら1から5まで数え、ゆっくりと①の姿勢に戻る。
この動きを2、3回行う。

＊テーブルなどに片手をついてもよい。
＊膝がつま先より前に出ないようにする。

3 片脚立ち

一見簡単そうに見えますが、転倒防止のテストにも取り入れられている動きです。太ももの筋肉はもちろん、体幹やバランス感覚も鍛えられます。

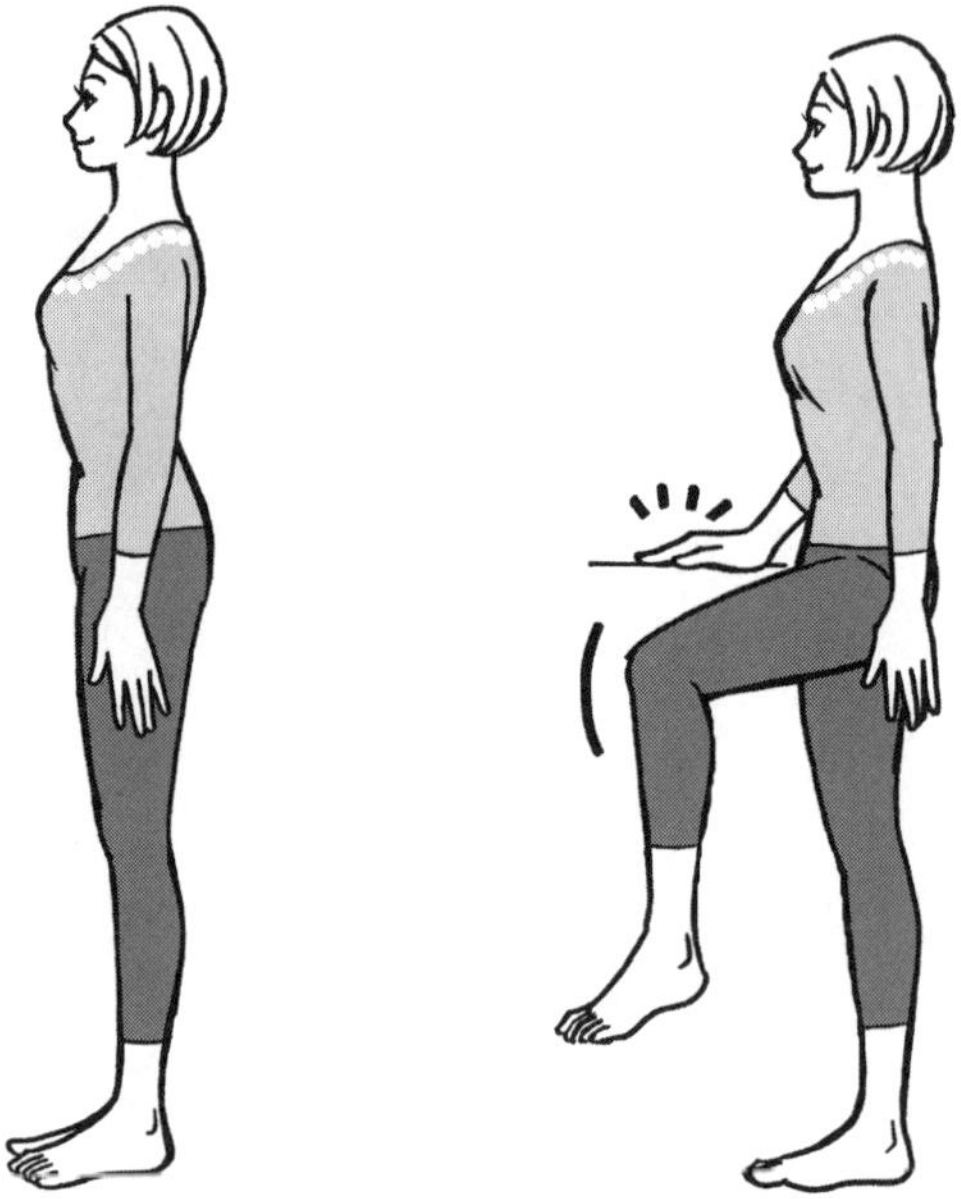

①
背筋を伸ばしてまっすぐ立つ。
＊椅子の背やテーブルなどに手をついてもよい

②
片方の脚を持ち上げ、膝を曲げる。30秒から1分キープ。
反対側の脚も同様に行う。

「足の血管力」がアップするエクササイズ

4 ゾンビ体操

ゾンビのような動きをすることから名付けました。上半身と下半身の動きを組み合わせることで、ウォーキングの3倍ほどの運動量になります。家の中でもできる運動です。

【基本姿勢】 背筋を伸ばしてお腹に力を入れる

① 背筋を伸ばしてまっすぐ立ち、斜め上(ビルやマンションの5階くらいの高さ)を見るように、顔を上げる。

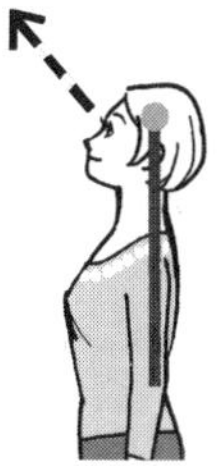

② 両手を目線の先に向けて突き出す。
伸ばした両腕をゆっくり下ろしながら、左右の肩甲骨を寄せ合うように胸を開き、肘を後ろに引く。

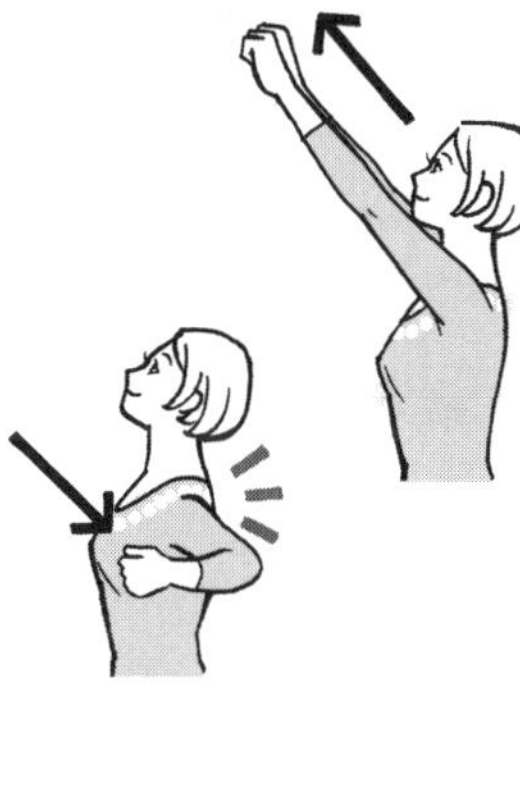

③ 肩の力を抜き、両腕を自然に下ろす。
お腹が凹むように、腹筋にぐっと力を入れる。

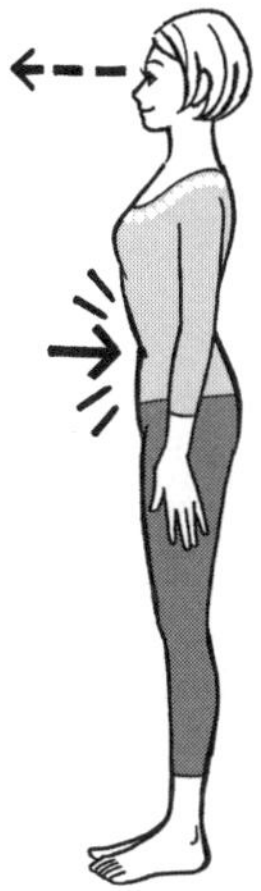

「足の血管力」がアップするエクササイズ

【下半身の動き】 その場で足踏みする

膝を少し上げて、リズミカルにその場で足踏みをする。

最初はゆっくりしたスピードから始め、慣れてきたら少しずつ足踏みのスピードを上げる。

ジョギングするように小走りするのが理想的。

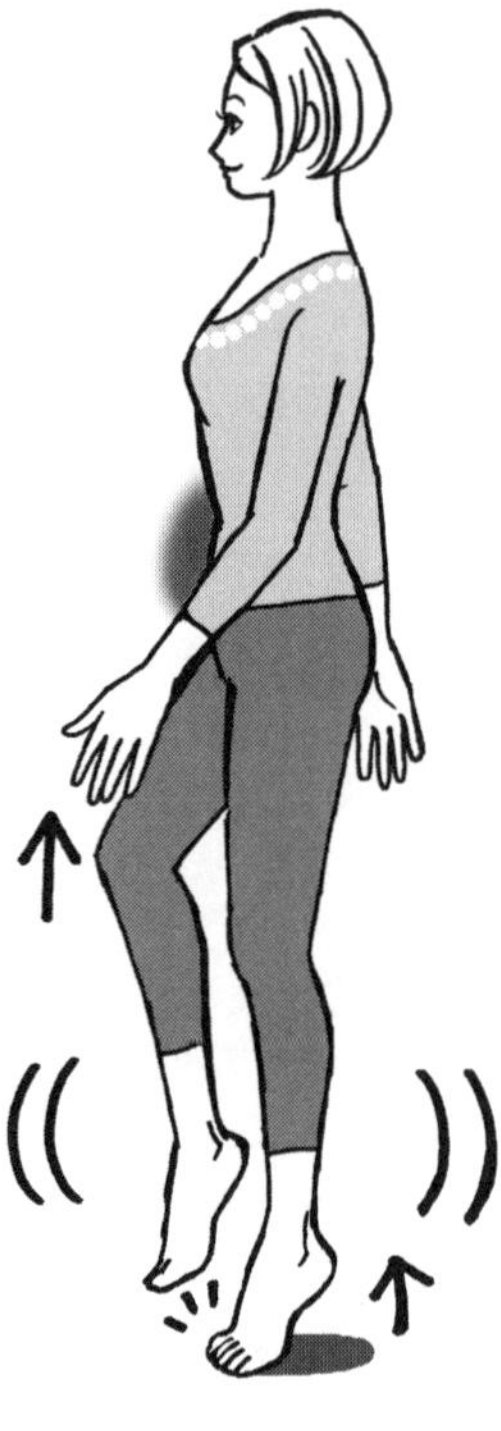

＊かかとをつけないようにして、つま先だけで足踏みするとより効果的。

——【上半身の動き】 肩の力を抜いて、両腕をブラブラさせる—

肩から手の先までの力を抜いて、子どもがイヤイヤをするように上半身をねじる。
肩は前後に動かす。両腕は自然にブラブラゆらす。
お腹はしっかり凹ませた状態を保つ。
下半身の動きと同時に1分間行う。

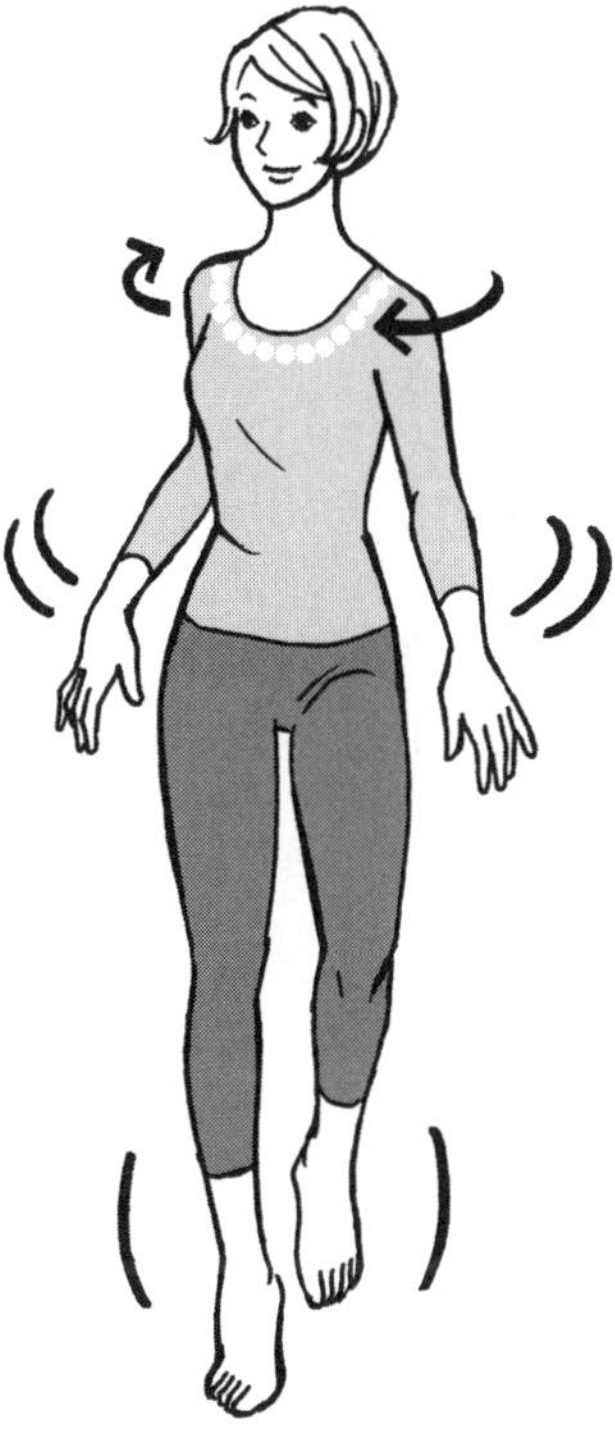

＊難しい場合は、上半身と下半身の動きを別々に1分間ずつ行ってもよい。

【インターバル】 休憩する

上半身の動きと下半身の動きを1分間行ったら、その場で足踏みをしながら呼吸を整え、30秒休憩する。

肩の力を抜いたまま、両腕は大きく前後に振る。

ゆっくりその場で足踏みをする(このときはかかとをつけてよい)。

上半身+下半身の動きで1分、インターバルで30秒を1セットとして、3セット行う。

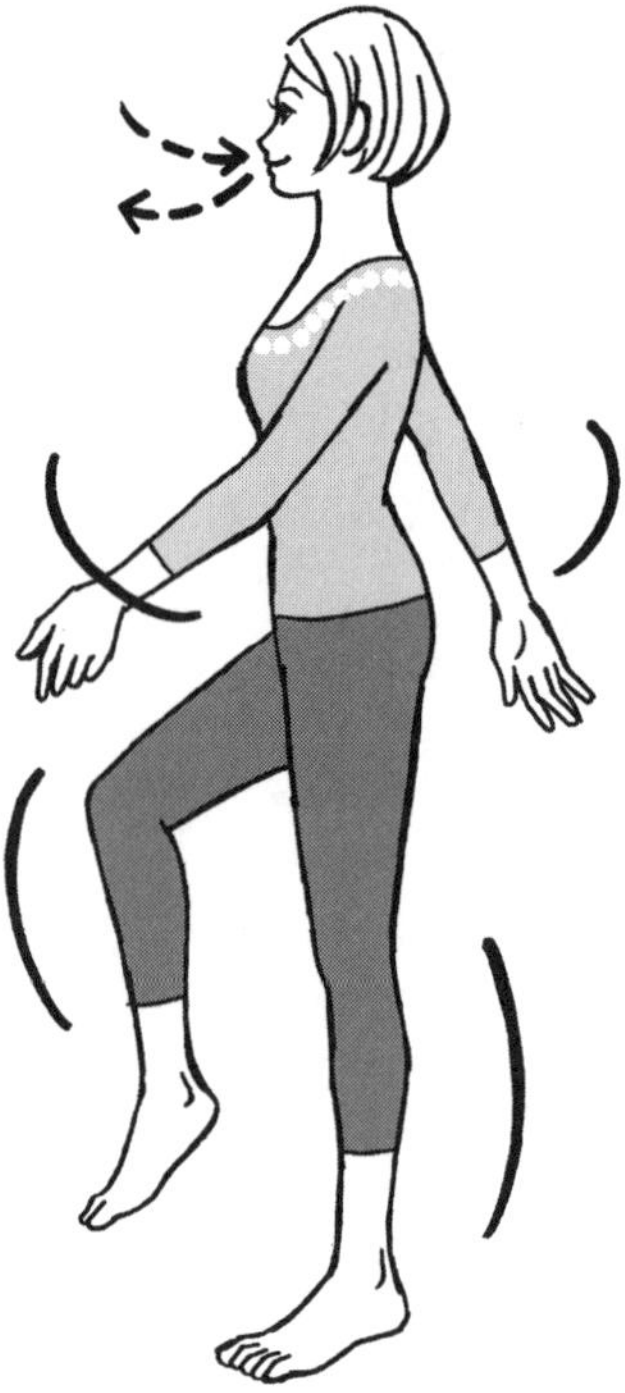

＼「ゾンビ体操」の動画はコチラ／

YouTube
「池谷敏郎オフィシャルチャンネル」

5章

血管の老化を止める！毎日の過ごし方

60歳からの食事は「量」より「質」！

この章では、血管力をアップするための生活習慣について紹介していきます。

まずは、血管力を高める「食事」についてですが、「血管には○○がいいのでたくさん食べてくださいね！」と伝えても、年齢が上がってくるとそもそもそんなに食べられませんよね。自分もそうなのでわかるのですが、「今の食事にプラスして」ということはだんだん難しくなってきます。

食事は大事なので、高血圧や糖尿病、脂質異常症といった生活習慣病の患者さんの診察では、「毎日どんなものを食べていますか？」「おかずは？　ご飯は？」と、朝昼晩の食事と間食の内容をざっと伺うようにしています。

そうすると、60代から上の患者さんたちは、ご飯やパンなどの主食と甘いもの以外は、とりすぎている人はほぼいません。つまり、糖質はとりすぎていても、タンパク質と脂質をとりすぎている人はほとんどいない。むしろ足りない人のほうが多い印象です。

年齢が上がるにつれて胃がもたれやすくなるので、肉や油っこいものはあまり受け付けなくなるのです。

自分自身のことを振り返っても、若い頃に比べると、まず食べる量が減りました。今でも焼肉は好きで食べに行くことはありますが、頼む肉の量は確実に少なくなりました。そういえば、ラーメン屋には最近入っていません。若い頃には飲んだあとに「〆のラーメンを」ということがありましたが、あまりそういう気持ちは起こらなくなってきました。

やっぱり、年齢とともに食の好みも食べる量も自然に変わってきますよね。糖質は別として、食べる量は減ってしまうので、**60歳からは「質」で勝負**しなければいけません。

そこで、まず意識していただきたいのが、**タンパク質**です。

●「アルブミン」が低いと、認知症になりやすい

タンパク質の摂取が減ると、「アルブミン値」が下がります。

血液中には100種類以上のタンパク質が含まれていて、その総称を「総タンパク」と

いいますが、そのうちの6割以上を占めているのが「アルブミン」です。総タンパクもアルブミンも、健康診断や人間ドックの血液検査の項目で見覚えのある人もいるでしょう。

アルブミンは肝臓でつくられるので、肝機能が低下したときにもアルブミン値が下がりますが、アルブミンはタンパク質の一種なので、食事でとるタンパク質の量が少ないと値が低くなるのです。

アルブミン値が低くなると、なぜいけないのでしょうか。

まず、**アルブミン値は栄養状態を表す指標**といわれていて、一般的に「3・7～5・5g／dℓ」が基準値です。「3・5g／dℓ」以下になると「低栄養」と判断されます。

そしてアルブミン値の低い低栄養の人は、次のようなリスクが高いことがわかっています。

- **筋力、体力が落ちている**
- **脳・心血管障害になりやすい**
- **免疫力が落ちて、がんや感染症になりやすい**

- 認知機能が低下しやすい（認知症になりやすい）
- 介護が必要になるリスクが高い
- 手術後の死亡率が高い
- 総死亡率が高い

アルブミン値を改善して低栄養から脱するには、肉、魚、卵、大豆製品、乳製品といった、タンパク質をしっかりとることが欠かせません。

タンパク質は筋肉の材料にもなるので、歩ける足を保つにも欠かせない栄養素です。

1日に必要なタンパク質の量は、女性は50g、男性は60gといわれています。

肉、魚、大豆製品を、それぞれ片手にのるくらい食べると、タンパク質は合計で40g前後になります。それに豆乳や牛乳、卵、ヨーグルトなどを加えると、目安をクリアできます。

いつもの食事を思い返してみてください。タンパク質はとれていますか？

自信がない人は、タンパク質を増やす工夫が必要です。次のページから、食事があっさり気味になってきた人でもしっかりタンパク質がとれる裏ワザをご紹介しましょう！

〝素材違い〟でタンパク質を増やす

「タンパク質をしっかりとりましょう」といってても、胃もたれを起こしてまで「肉を食べてください！」といいたいわけではありません。

日頃食べているものでも、原材料が違うものを選べば、意外にもタンパク源になります。

例えば、だんだん肉が重たくなってきた、肉料理を食べると胃がもたれやすい人は「大豆ミート」をぜひ試してください。

大豆ミートとは、肉のような大豆製品のこと。最近ではスーパーでも普通に売られるようになっているので、買いやすくなりました。

ひき肉タイプや、薄切りのひと口サイズになったフィレタイプ、コロコロとしたひと口サイズのブロックタイプなど、調理して使うタイプのほか、ハンバーグやミートボール、ナゲット、大豆ミートまんといった温めて食べるレトルト食品、冷凍食品、さらには大豆ミートのハム、ソーセージなど、種類も増えています。

見た目と食感はほぼ肉で、クセのない肉という感じでしょうか。でも、大豆でつくられているので、本物の肉より胃にもたれにくく、それでいて、豚肉や鶏肉と同程度のタンパク質が含まれています。肉が重たく感じられるようになった人にかなりおすすめです。

また、夏場は口当たりのいいそうめんばかり食べてしまうとか、おかずはなしで、うどん・そばなどの麺類で1食をすませることが多い人もいるでしょう。そうすると、ほぼ糖質のみの食事になってしまいます。

具材でタンパク質をとる作戦もありますが、食欲があまりなくてそうめんですまそうというときに、具だくさんのそうめんにしようとはあまり思いませんよね。そうであれば、主役の麺を変えてしまいましょう。大豆や豆、豆腐でできた麺が市販されています。

原材料が小麦ではなく、大豆、豆なので、糖質が少なく、タンパク質が多いのです。

「味はどうなの？」と思うかもしれませんが、意外とおいしいです。

例えば、こんにゃく麺が好きになれなかった人でも、大豆麺や豆麺はおいしく食べられるのではないでしょうか。商品によって、味も食感も違うので、いろいろな種類を試してお気に入りを見つけましょう。

●高タンパクのお菓子がおすすめできない理由

ご飯を炊くのが面倒で、パン食の高齢者が増えているという話も耳にします。パンは手軽に食べやすい一方で、パンだけで食事が完結しやすいデメリットもあります。そうすると、糖質のみの食事になって、タンパク質はほとんどとれません。

これの解決策の1つも、パンを、いろいろな栄養素が入ったものに変えることです。例えば、最近コンビニで「BASE BREAD」というパンを見かけるようになりました。これは、普通のパンに比べると糖質は少なめで、タンパク質は多く、食物繊維や必須脂肪酸、26種類のビタミンとミネラルが含まれているというパンです。

タンパク質は、1個（1袋）で13・5g含まれているので、手のひらサイズのお肉を食べるのとほぼ同じです。

なおかつ、シナモンやメープル、チョコレートといった味のバリエーションもあり、おいしさという点でもおすすめできます。

1日3食このパンでいいとはいえませんが（どんなに多様な栄養素が入っていても、同じ食事では偏ります）、パンにしても、麺類にしても、「糖質オンリー食」になるからほかのものを食べたほうがいいというわけではありません。食べ方次第なのです。

ここまで紹介してきたように、原材料が違うものを選べば、食べたいものを食べながら栄養バランスをよくすることができます。

ちなみに、最近、高タンパクを謳《うた》ったお菓子も、スーパーやコンビニで見かけるようになりました。プロテイン（タンパク質）が入ったチップス、栄養バー、クッキーなど、種類も増えていますよね。

私もいくつか試しましたが、正直なところ、みなさんに紹介したいなと思うものとはまだ出合えていません。味がどうも今一つなのです。

そもそもタンパク質は、それだけではおいしくありません。タンパク質をいちばんおいしく食べられるのは、やっぱり肉、魚、豆、卵料理といったおかずです。

間食は、おいしいものを食べて、一息つきたい時間ですよね。その間食にタンパク質をとる習慣は、あまり続かないのではないかというのが私の結論です。ですから、主食の原材料を選ぶことも含め、食事でタンパク質を増やしましょう。

「ただのご飯」より「チャーハン」や「納豆ご飯」がおすすめ

食事の質という点では、意外といいのがチャーハンです。

子どもがまだ中学生だった頃、私は弁当づくりを担当していたのですが、とにかく慌ただしくて時間のない朝に、なるべく効率よく栄養価の高い食事をつくりたいと思って、気づいたのがチャーハンの栄養バランスのよさでした。

肉、卵、野菜と、家にある食材を目一杯入れられて、しかもフライパン1つでできます。ひと皿に必要な栄養をギュッと詰め込められるのです。

同じように、食材をなんでも入れられるのが、みそ汁です。豚汁のように具だくさんのみそ汁にすれば、立派なおかずになって、肉も野菜もいろいろとれます。

一緒に食べるご飯を、納豆ご飯に変えれば、さらにタンパク質をプラスできます。

私も、最近、朝食に納豆ご飯を食べるようになりました。

これまでは、「手づくりの野菜ジュース」と「蒸し大豆をトッピングしたヨーグルト」にホットコーヒーというセットが定番の朝食メニューでしたが、最近、ちょっと変わったのです。ヨーグルトをあまり食べなくなって、代わりに納豆ご飯が加わりました。

ヨーグルトを食べる機会が減ったのは、妻が体質的に苦手なことがわかったという単純な理由なのですが、蒸し大豆でタンパク質をとっていたので、代わりのタンパク源を、ということで納豆ご飯が定番化しつつあります。

パン食派の人は、トーストをジャムやバターを塗って食べるのではなく、ピザトーストのようにするといいでしょう。ハム（ベーコンやソーセージでも）や卵、チーズなどをトッピングするわけです。それだけでタンパク質がとれますよね。

こんなふうに、**今食べているものをちょっと工夫するだけで、実は簡単にタンパク質は増やせます。**

ダイエットするなら、池谷式「なんちゃって糖質制限」で

膝が悪くて歩けなくて、それでいて食べることは大好きなので太ってしまい、ますます膝が悪くなる……という悪循環に入っている人がいます。この悪循環を断ち切る唯一の方法は、やせることです。

「膝が痛いから歩けない」ではなく、「歩ける体をめざす」ことが先決でしょう。「膝が痛くて歩けない」という問題があるのなら、膝まわりの筋肉を鍛えるのと同時に、今までと同じように食べていてはダメなのです。

では、どう食べればいいのかということで、私がおすすめしているのが「**なんちゃって糖質制限**」です。

ご飯、パン、麺類、いも類といった主食と、甘いものやフルーツなどの間食を控えるのが「糖質制限」です。糖質制限をすると、確かにやせられます。太る原因になるものを食

べないのですから、体重はスルスル落ちていきます。

でも糖質制限は諸刃《もろは》の剣《つるぎ》のようなもので、簡単にやせられる一方でリスクを伴うダイエット法です。

何より、リバウンドしやすいのです。

まわりに「糖質制限でやせた」という人はいますか？　その人たちは、その後、やせた体形をキープできていますか？

おそらくまた戻っていると思います。というのは、私も苦い経験があるのです。


うら若き頃の話です。結婚式の少し前に妻の友人に笑顔で「ぽっちゃりしてますね」といわれて、男のプライドがすっかり傷ついた私は、「よし、格好いい新郎になってやる！」と一念発起してダイエットしました。

今から30年も前のことなので、当時は糖質制限という言葉はありませんでしたが、「ご飯やパンが太る原因だろう」と思い、間食はもちろん食べない、主食もどんどん減らす、今でいうところの糖質制限ダイエットを実行したのです。そうすると、結婚式の頃には見事にやせていました。指輪もサイズが合わなくなって買い替えて、タキシードも2サイズくらい下げたでしょうか。自分史上いちばんやせて、60kg近くまで体重が落ちました。ただ、体重こそ減りましたが、やせて格好よくなれたのかというと、逆でした。鏡の前に立って「えー」と驚いたことを覚えています。

まるで、やせこけたおじいちゃんみたいだったのです。

ただ食事を減らすだけでまったく運動もしていませんでしたから、脂肪だけではなく、筋肉もすっかり落ちてしまったのですね。

しかも、蕁麻疹《じんましん》が出るなど体調も悪くなって、さんざんでした。

そして、当然ですが、すぐにリバウンドしました。それも、もとに戻ったわけではなく、さらにうれしくない体形になったのです。

筋肉と脂肪の両方が落ちたところに、リバウンドして脂肪だけがついたので、さらにぷよぷよ体形に。若いときには安いハムだったのが、リバウンドして脂肪が増えた結果、霜降りの高級ハムに変わってしまったのです。

●私が13kg減に成功した理由

霜降りハム体形のまま、30代半ばには79kgまで増えました。この頃はクリニックの開業と3人の子育てに夫婦ともども追われていた頃。しかも私は霜降りハム体形だったので、とにかく疲れやすくて、当時は歩こうという気力もありませんでした。

現在はというと、体重は66～67kgをキープしています。ピーク時よりも10kg以上減りました。

結婚式の頃の60kgよりも6、7kg多いのは、運動をして筋肉がついたからです。

霜降りハム体形で80kg目前までいっていた体重を今の体重まで落としたときに行ったのが、「なんちゃって糖質制限」です。

「なんちゃって」なので、糖質を食べないわけではありません。主食も間食もルールさえ守っていただければ食べてOKです。

「1日○g」「1食○g」などと糖質量を縛っても実践できませんから、そんな細かいことはいいません。

だからこそ、無理なく続けられるので、リバウンドもしませんし、体調が悪くなることもなければ、筋肉も落ちません。「なんちゃって糖質制限」は自信をもっておすすめできるダイエット法です。

糖質はゼロにしなくていい

池谷式「なんちゃって糖質制限」ダイエットのポイントはたったの1つです。

それは、**ご飯やパン、麺類といった糖質を、今食べている量の半分にすること。**

ただそれだけです。


いつもご飯をおかわりしていた人は、おかわりをやめる。

いつもおにぎりを2個食べていた人は、1個にする。

いつも牛丼を大盛にしていた人は、並盛にする。

いつもご飯は1膳だった人は半膳にする……のですが、これは抵抗があるかもしれませんね。半分しか盛られていないご飯茶碗を見ると、「少なっ！」と、物足りなく感じるのではないでしょうか？


そのときには、ごはん茶碗を小さくするのも1つの案です。器が小さくなれば、中身が少なくなっても見た目には少なさを感じさせません。

または、それこそ納豆ご飯の出番です。軽くよそったご飯の上に納豆をトッピングすると、見た目にも満足できて、タンパク質もプラスできます。

私は、ご飯にたっぷりの蒸し大豆やきのこを混ぜて食べる、混ぜご飯スタイルもよくやります。糖質の量を半分に減らせますし、蒸し大豆もきのこも食物繊維が豊富なので満腹感が出るのです。

麺類も同じで、例えば家で焼きそばをつくるときには、1人分の麺で、妻と2人分をつくります。その代わり、肉や野菜、きのこをたっぷり使って、具を増やすのです。もやしを使うと見た目が麺に似ているので、麺の少なさも薄れます。

一人暮らしの方は、半分を使って、残りの半分は次回に取っておけばいいですね。

あるいは、いちばん手っ取り早いのは、朝食、昼食は普通にご飯を食べて、夕食は抜くなど、「3食のうち1食分、主食を抜く」作戦です。毎回の主食を半分にするよりもわかりやすいので、より続けやすいと思います。

●やせている人にも食後高血糖は起こる

メタボ体形の人というのは、基本的に糖質を食べすぎています。

特に私と同世代の60歳前後の方で体重がオーバーしている方は、タンパク質や脂質をとりすぎなほど食べている人はまずいませんから、問題は糖質です。

一方、やせている人は糖質を気にしなくていいのかといえば、糖質の多い食事は高血糖を招くことを考えると、やっぱり糖質のとり方には注意が必要です。

健康診断で測る空腹時血糖値は正常でも、食後だけ血糖値が急上昇している「かくれ高血糖」の人は結構多いのです。そういう人は、食事のたびに血糖値の乱高下を起こしているので、血管のなかではそのたびに活性酸素が大量発生して、傷つけられます。

食後高血糖は、太っていようとやせていようと関係なく起こります。

ですから、ダイエットの必要のない人も、糖質のとりすぎはよくありませんし、「そうめんだけ」「素うどんだけ」「菓子パンだけ」といった糖質オンリーの食事は食後高血糖を招いて血管を老けさせるもとです。

●食べる順番を守るのは血管マナー

それともう1つ、血糖値をむやみに上げないためには「**食べる順番**」が大切です。間違っても、ご飯、パンなどの主食から先に食べないこと。食事の最初に糖質を食べてしまうと、血糖値の急上昇を招きます。

コツは、**食物繊維を多く含んだものから食べること**。

それが、よくいわれる「野菜から食べましょう」なのです。食物繊維が豊富な食べ物の代表が、野菜です。食物繊維は、糖質が体内で分解・吸収されるスピードをゆるやかにして、血糖値の急上昇を抑えてくれます。

野菜以外では、海藻、きのこ、豆類も食物繊維が豊富です。

私がたまに実践するのは、食事の前に豆乳を飲む「ソイファースト」です。大豆の食物繊維に加えて、「大豆サポニン」という成分が糖の吸収を抑えてくれます。

糖質オンリー食を避けること、食べる順番に気をつけることは、ダイエット中か否かにかかわらず、血管を守るためのマナーだと心得ましょう。

「太れない状況」をつくることが、ダイエット成功のカギ

若い頃に私が無謀なダイエットで60kgまで体重を落としたのは、結婚式で格好いい新郎姿を見せたいと思ったことがきっかけでした。

これは失敗編ですが、その後、リバウンドを経て「もっと健康的に格好よくやせよう」と決心して、運動も取り入れながらダイエットをしたきっかけは、実はメタボ健診が始まったことと、テレビの仕事を始めたことです。

「メタボの人はいろいろな病気になりやすいので、ポッコリお腹を解消しましょう！」と患者さんにアドバイスをする立場の医者が、メタボだったら説得力がありませんよね。だから、メタボ健診が始まることが国からアナウンスされたときに、「あ、今の体形じゃ、患者さんに何もいえないな」と思ったのです。

ちょうど同じ頃に、テレビの情報番組に定期的に出演させていただくようになり、人前に出る機会が増えました。この2つが大きなきっかけとなって、食事も運動も気をつける

ようになったのです。

ダイエットを行うにも、健康のために生活習慣の改善を行うにも、きっかけは大事です。

読者の方にとっては、この本が1つのきっかけになってくれればいいなと願う一方で、読んだ直後は「よし、歩こう」「ご飯は半分にしよう」と誓っても、暑い日、寒い日には「今日は散歩はやめとこう」なんて思って、そのうちに歩く習慣がなくなっていき、気づいたら好きなものを好きなだけ食べる日々に戻っている……ということはないでしょうか。

そう、ダイエットも生活習慣の改善も、始めるきっかけも必要ですが、「続ける」にはまた別のモチベーションが必要です。

私の場合、「太れない状況」をあえてつくるようにしています。

例えば、ホテルのプールに行く日を決めてしまうのです。「プールでお腹を見られる」と思うと、こうした本を書いている手前、うかうか太れません。もちろん、いざプールに行けば誰も私のことは気にしていないかもしれませんが、「プールの日までに見せられるお腹にならないと」と思うことが大事なのです。

同じように、ゴルフに行くときも、ごまかしの利かないタイトなウェアを着るようにしています。「この日は絶対にこれを着よう」と前もって決めておくと、その日まで、お腹をポッコリさせられないのです。

実際、プールやゴルフで会う人に、顔のあとにお腹を見られる（ように感じる）ことがあるので、やっぱり油断はできないなと気が引き締まります。

久しぶりの友人と会う約束をする、年下の知人と食事に行く、あるいは推しのライブに行くなどもいいと思います。そういう予定があると、ちょっとでも若々しい姿で会いたいので、生活に気を遣うようになりませんか？

学生時代を思い出してください。テストがないのに勉強なんてできませんでしたよね。それと同じです。自分を人前にさらす機会をつくるようにしましょう。

外に出て人に会う機会がなくなると、体形も身だしなみも気を使わなくなってしまいます。芸能人の方は、直接会うとみなさん若々しくてきれいです。男性の芸人さんたちも、きれいなのです。やっぱり人に見られているからでしょう。

太ること、老けることを自分に許していませんか？

出無精はデブ症の始まりです！

「シニアは小太りがいい」の都合のいい解釈

「ダイエット、ダイエットっていうけれど、シニアもダイエットが必要なの？」

そう疑問に思った方もいるかもしれません。

「小太りのほうが長生きする」という話を聞いたことがある方もいらっしゃるかもしれませんね。

肥満度の指標である「ＢＭＩ」と死亡率の関係を調べたこれまでの研究で、もっとも死亡率が低かったのが、男性も女性もＢＭＩ「21～26・9」の人たちでした。

ＢＭＩは「体重（kg）÷身長（m）÷身長（m）」で計算されます。

数値が大きいほど肥満度が高くなり、日本肥満学会のガイドラインでは「ＢＭＩ25以上」を「肥満」としています。

ところが、ＢＭＩと死亡率の関係を見ると、「肥満」と判断されるＢＭＩ25でも死亡率は低いので、「やせすぎはよくない。小太りのほうが長生きする」といわれるようになったのです。

確かに、やせすぎはよくありません。それは事実です。

ただし、「もう少し体重を増やしたほうがいい」とはいっても、それは「脂肪をたくわえましょう」ということではなく、基本的には「筋肉をつけましょう」ということなのです。**つけるべきは脂肪ではなく、筋肉**だということを忘れないでほしいと思います。

「小太りのほうが健康にはいいらしいから」と、運動はまったくせず、お菓子をたくさん食べて、お腹だけポッコリ膨らませてメタボになってしまっている、など、このことを勘違いしている方がよくいらっしゃるのです。それはやはりよくありません。

今太っていて、体が重くて動けない、膝を悪くして歩くのが大変という人は、まずは荷物を下ろして身軽にならなければいけないので、最初は「運動1、食事9」でダイエットを。そして身軽になってきたら、食事は「なんちゃって」で、運動のウエイトをだんだん上げていきましょう。といっても、ハードな運動ではなく、歩くことと、4章で紹介した簡単エクササイズで十分です！

こんなときは、おやつを食べてＯＫ！

なんちゃって糖質制限は、間食もＯＫにしています。

私自身、甘党なので、どうしてもゼロにはできません。ただし、節度は守っています。

例えば先日は、職員から「これ、すごくおいしいんです！」と、ようかんの差し入れをもらったので、それを3時のおやつにブラックコーヒーと一緒にいただきました。

ポイントは、3時という時間帯と、ブラックコーヒーです。昼食のすぐあとなので、それほど食べすぎないですみます。午後の活動量があるので、血糖値の上昇も抑えられる可能性があります。

また、動物実験の結果ではありますが、1日のなかで太りやすい時間帯と太りにくい時間帯があり、食べたものを脂肪としてため込みにくい時間帯が、午後2時から6時の間という説があるのです。

これには「ＢＭＡＬ１《ビーマルワン》」という遺伝子が関係しているようです。「ＢＭＡＬ１」は体内時計に関わる遺伝子なのですが、脂肪の分解を抑えて、体内にため込む働きも持っているのです。そのため、同じものを食べても、ＢＭＡＬ１の量が多い時間帯ほど太りやすく、ＢＭＡＬ１が少ない時間帯ほど、太りにくい可能性があると考えられています。

そして、コーヒーは、カフェインによる脂肪燃焼効果があります。ちなみに緑茶も、カフェインに加えて、茶カテキンが脂肪の分解と消費に働く酵素を活性化して、脂肪を燃焼する働きがあることが知られています。

ですから、**甘いものを食べたいときには「時間帯」と「飲み物」を選ぶこと**。午後２時から６時の間にブラックコーヒーか緑茶と一緒にいただくのがおすすめです。ただし、ようかんを２個も３個も食べたら、時間のマジックも、コーヒーや緑茶のマジックも効きません。なおかつ、甘いおやつを食べたら、その後の夕食のご飯は少なめにする、運動で糖を消費する覚悟は持ちましょう。そうやって１日の間でちゃんと帳尻を合わせれば、甘いものも罪悪感なく食べることができます。

ときには、ランチの〝糖質枠〟を主食ではなく甘いものに譲って、「野菜スープと大福」のような組み合わせにすることも。ただし、甘いものにはタンパク質が入っていないので、主食とおやつの置き換えは裏ワザだと認識して、週１、２回にとどめましょう。

お酒も、健康診断が合格ならOK⁉

私は、甘党ですが、お酒も好きです。

「お酒は飲んでもいいの？」「どのくらいまでならいいの？」

というのも、気になるところですよね。

まずは、一般的な「適量」を押さえておきましょう。

・ビール…ロング缶・中瓶1本（500㎖）
・日本酒…1合
・ワイン…小グラス2杯
・チューハイ…350㎖
・焼酎…小コップ半分（100㎖）
・ウイスキー…ダブル60㎖

女性や高齢者は、この量の半分が適量といわれています。

ただ、これは一般的な話です。アルコールの代謝能力には個人差があるので、体に支障があるかどうかで判断すればいいと思います。

つまりは、肝機能や代謝に関わる血液検査のデータです。具体的には「AST（GOT）」「ALT（GPT）」「γ-GPT」、「中性脂肪」「尿酸」といった項目です。

お酒を飲みすぎると尿酸値が上がり、痛風発作で痛い思いをすることは、ある程度知られています。しかし中性脂肪値が上がることは、あまり知られていません。甘いものも中性脂肪値を上げますが、お酒でも上がるのです。中性脂肪値が高くなると動脈硬化のリスクが高まり、血管を老けさせるので、中性脂肪値が上がってきている人は、お酒は減らしたほうがいいでしょう。

逆に、こうした検査データが悪くなっていなければ、先ほどの「適量」の範囲を多少超えても、日々の楽しみとして許容していいのではないかと思っています。私自身も「ワイン2杯」や「日本酒1合」を多少超えて飲むこともありますが、今のところ、肝機能も中性脂肪も正常範囲なのでよしとしています。

「血管力」を高める油のとり方

タンパク質、糖質の話が出てきたので、三大栄養素のもう1つ、脂質（油）についても説明しましょう。油はカロリーが高いので警戒されやすいのですが、血管力アップのためにとるべき油もあります。

それが「**必須脂肪酸**」と呼ばれる油です。体内でつくることができないので、食事でとらなければいけません。この必須脂肪酸には、「**オメガ3系脂肪酸**」と「**オメガ6系脂肪酸**」の2種類があり、この2つのバランスがとても大切です。ポイントは「オメガ3系の油を積極的にとる」ことと「オメガ6系の油は控える」ことです。

ポイント①……オメガ3の油を積極的にとる

オメガ3系脂肪酸の代表が、魚の油に多く含まれる「EPA」と「DHA（ドコサヘキサエン酸）」、そして「α－リノレン酸」というものです。これらには動脈硬化や血管系の病気を予防する効果があることが知られていて、血管にいい油なのです。

ＥＰＡとＤＨＡをたくさんとるには、なんといっても魚です。ただし、食べ方にはコツがあります。ＥＰＡ、ＤＨＡは魚の油に含まれているので、油ごといただける食べ方が理想です。

例えば、天ぷらや唐揚げにしてしまうと、せっかくの魚の油が、半分ほどは揚げ油に入れ替わってしまいます。それはもったいないですよね。

焼き魚も調理の過程で油が落ちてしまいますし、煮魚も油が煮汁に溶け込みます。いくら魚の油が大事だからといっても煮汁は塩分が多いので、飲み干すことはおすすめできません。干物は加工の過程で油が減ってしまいます。

ですから、いちばんは生で食べること。刺身やカルパッチョなどがベストです。

次におすすめなのは、ホイル焼きか、サバ缶、イワシ缶、ツナ缶などの缶詰です。ただし、缶詰は余計な油が添加されていないものを選びましょう。

ところで、「魚が苦手」な人もいるかもしれません。その場合は、もう１つのオメガ３脂肪酸「α－リノレン酸」が多い油をとりましょう。

それが、アマニ油やエゴマ油などです。ただ、これらの油は酸化しやすく、熱に弱いので、調理油としては使えません。スープやみそ汁、サラダ、納豆、冷ややっこなどにちょっとたらしていただきましょう。

マヨネーズをエゴマ油やアマニ油入りのものに変えるのもいいですよ。ただ、酸化しやすいので、早めに使い切れるように小さいサイズを買うようにしてください。

ポイント②……オメガ6系の油は「必須」だけれど控えめに

一方、必須脂肪酸のもう1つの「オメガ6系」は、体内でつくれないので食事でとらなければいけないとはいえ、意識しなくても十分すぎるくらいにとっています。

オメガ6系脂肪酸の代表が「リノール酸」と「アラキドン酸」というもので、これらが多く含まれているのが、大豆油、コーン油、グレープシードオイル、ごま油など。

これらの油は、調理油として使われやすいので、外食や中食（弁当や総菜など）の炒め物、揚げ物などを食べていると、自然に口にしているのです。また、鶏肉、豚肉、牛肉といった肉の脂質にもリノール酸は結構含まれているので、自炊が多い人でも、ちゃんとととれています。むしろ、とりすぎていることが多いほどです。

オメガ3系のEPAやDHAには炎症を抑える働きがある一方で、オメガ6系のアラキドン酸にはとりすぎると炎症を促す働きがあります。そのため、オメガ6系の油は控えめにしたほうが油のバランスはよくなります。

そのためには、次の4つを意識してください。

- 揚げ物など、外食や中食での油を使った料理はほどほどに
- 調理油には、サラダ油、ごま油などのオメガ6系の油は少し控えめにして、オメガ6系脂肪酸の含有量が少ないオリーブオイルを使う
- おかずは肉料理と魚料理を交互に
- 肉を食べるときには脂身は少し落とす

油のバランスがよくなると、体内で炎症が起こりにくくなり、血管力アップにつながることはもちろん、肌の調子もよくなります。

●EPA、DHAは脂肪のベージュ化も起こす

ところで、3章で紹介した「脂肪のベージュ化」の話を覚えていますか？

脂肪をため込む白色脂肪細胞が、脂肪を燃やす褐色脂肪細胞に似た働きをするようになることが、脂肪のベージュ化（褐色化）でした。

実は、EPAやDHAは、このベージュ化を起こすことがわかっています。つまり、**魚の油をとると、燃える脂肪が増えてやせやすくなる**のです。EPA・DHA以外で、脂肪のベージュ化を起こすことが知られているのは、次の4つです。

- ブロッコリースプラウトに多く含まれる「スルフォラファン」
- とうがらしなどに含まれる辛味成分「カプサイシン」
- 緑茶の苦み成分「カテキン」
- ミントなどに含まれる「メントール」

どうでしょうか？

今夜のおかずは刺身を食べようかなという気になってきましたか？

血管にいい眠り方のコツ

睡眠もやっぱり大事です。日中に眠気が残っていたり、寝ても疲れがとれなかったりすると、「歩こう」「足を使う生活をしよう」とは思えませんよね？

血管との関係では、次のようなことがわかっています。

- **睡眠時間が5時間を下回ると、血圧が上がる**
- **睡眠時間が4時間を下回ると、脳心血管病が増える**

では、長ければいいのかというと、2章でもお伝えした通り、**睡眠時間が9時間以上の人もまたリスクが高いのです。**脳卒中や心臓病などによる死亡リスクが上がることがわかっています。

9時間以上寝られる人は、睡眠の質が悪くなっている可能性があります。質が悪いから、長く寝なければいけなくなっているということ。9時間寝てもまだ寝足りない、疲れがとれないときには、一度、「睡眠時無呼吸症候群」などの病気を疑わなければいけません。

いろいろな統計で健康リスクがいちばん低いのは7時間睡眠の人ですが、年齢とともに睡眠時間が短くなるのは自然なことなので、60代以上の場合、6時間寝ていればOKです。

そして、その6時間の間に1、2回目が覚めても問題ありません。

睡眠の質で大切なのは、寝入りばなの3～4時間で深い睡眠をとれるかどうか、なのです。

睡眠中は、脳をしっかり休める「ノンレム睡眠」と、主に体を休める「レム睡眠」が交互に訪れます。寝入った最初に訪れるノンレム睡眠がいちばん深くて、目覚めが近づくにつれて、だんだんと浅くなっていきます。

最初の1、2回目に訪れる深いノンレム睡眠の間に分泌される大切なものが、「成長ホルモン」です。成長ホルモンは、子どもの成長に欠かせないホルモンですが、大人にとってもとても大切で、筋肉や骨、皮膚を丈夫にしてくれたり、傷ついた細胞を修復して疲労を回復したりしてくれます。

成長ホルモンの分泌が増える、寝入りばなの3～4時間は「ゴールデンタイム」と呼ばれ、このゴールデンタイムがしっかりとれれば、睡眠の目的の半分は成功なのです。

●足と眠りのいい関係を

高齢になると、眠りは浅くもなります。そうすると、ゴールデンタイムの終わりとともに、一度目が覚めるのはよくあること。例えば、夜11時に寝て、夜中の2時か3時に目覚めたとしても、最初の3、4時間しっかり眠れていれば合格です。

「夜中に目が覚めるんです」「7時間寝れないんです」などと気にされる人は結構いらっしゃいます。でも、睡眠は6時間とれればOK、そして最初の3時間ぐっすり眠れれば、その後、1回目が覚めてトイレに行ってもいいのです。気にすることはありません。浅い眠りをうろうろしながら悪夢にうなされるより、いったん現実に戻ってトイレに行ったほうが幸せではないでしょうか。

ですから、夜中に目が覚めるからといって、睡眠薬に頼る必要はありません。睡眠導入剤や安定剤と呼ばれるものも同じです。薬を使って眠ろうとすると、翌朝まで眠気や倦怠感が残ってしまって、転倒のリスクにつながったり、運動のモチベーションが下がったりします。

もし、寝足りなさを感じるのなら、睡眠薬を使う前に、短い昼寝を取り入れてみてください。午後に昼寝をすれば1日がスムーズに過ごせて、「だるさや眠気で歩けない。やる気が出ない」といったこともないなら、睡眠の質は十分です。

ただし、**昼寝は「30分まで」**です。それ以上長く寝てしまうと体内リズムが崩れます。

また、体内リズムを整えるには、朝、同じ時間に起きることも大切です。寝る時間は日によって多少違ってもいいので、起きる時間はなるべく一定にしましょう。

そして朝起きたら、カーテンを開けて、光を浴びて、セロトニンをしっかり出す。このセロトニンが材料となって、眠りに誘うホルモンの「メラトニン」がつくられます。メラトニンがしっかり分泌されれば、夜になると自然に眠くなるのです。

セロトニンを出すには歩くことも大事でしたよね。日中、体を動かせば、セロトニンが増え、ほどよい疲れもたまり、よい睡眠へとつながります。そうすると、睡眠の質が上がって、翌日の体調もよりよくなり、歩くモチベーションが高まって、日中に動くことで夜にはまたよい眠りができる……と、足と眠りのいい関係ができていきます。

イライラ、ストレスを手放す考え方

イライラは血管にとって大敵です。

でも、誰だって生活のなかでイラッとする場面はありますよね。私だってあります。ただ、最近では、すぐにイライラを手放せるようになりました。

イライラすると自分の血管が内側から傷んで老化していくわけです。そう考えると、**「(イライラの相手である) この人のために自分の血管が老化するのは嫌だな」**と思うようになり、イライラしているのがバカらしくなったのです。

例えば、夫婦喧嘩をしたとしましょう。旦那さんに怒るときに「旦那のために私の血管を捧げてもいい!」という気持ちがあるのなら、怒ればいいのですが、そんな甘い気持ちがあるのは最初の1、2年だけではないでしょうか。

そうは思えないのなら、お互いの血管を守るためにイライラするのはやめましょう。

イライラやストレスを必要以上にため込んでいないか、簡単にわかる方法があります。朝起きたときに、横になったまま布団のなかで脈を測ってみてください。10秒間脈を数えて、それを6倍すれば、1分間の脈拍がわかります。脈拍が70を超えている人は、ストレスがたまっている可能性が高い。寝ただけではぬぐえないストレスを抱えているということです。ストレスの原因を考えてみましょう。

考え方も大事です。完璧主義の人は、どうしてもストレスをためやすくなります。

特に年齢を重ねるにつれて、以前は完璧にできていたことができなくなったり、自分の理想通りにはいかなくなったりすると、ストレスやイライラのもとに。かといって、完璧主義の人にとっては「適当でいいんじゃない？」というアドバイスは、かえってストレスになるのではないでしょうか。

そこで私の提案は、**やるべきことを減らす**こと。例えば今日やりたいと思っていることが10個あって、すべてを完璧にできなくてイライラしてしまうのなら、7個に減らしましょう。優先順位をつけて、上から7個までを完璧にするのです。そうすれば、自分でも合格が出せて、かつ、ストレスもたまりにくいと思います。

健康になるための努力は必要。でも無理は不要

ここまで、老けない血管をつくるための運動、食事、ダイエット、睡眠、心の持ち方をお伝えしました。紹介してきたことは、私自身も実践していることです。

ご飯は相変わらず、小さい器で食べて、食べすぎないようにしていますし、つい食べすぎてしまったときにはその日のうちに帳消しにするために体を動かします。

ちょっと面倒に感じるときもありますが、「この日にプールに行く」「この日にゴルフに行く」といった先の予定があると、面倒だなと思いつつも、ジムに行こうという気になるのです。そして、イヤイヤでもジムに行けば、なんだかんだで有酸素運動を行います。

洋服は、体形をごまかせるようなものは選ばないようにしています。もともとピシッとしているほうが好きなので、ダボダボな服は決して選びません。

あえてお腹が出たら目立つような服装にして、自戒しています。ズボンも、必ずギリギ

りのサイズを買うので、太ったらすぐにはけなくなってしまいます。そうすると、ちょっときついなと感じた時点で、生活を見直すようになるのです。

太っていた頃に着ていた服は、「もうあの頃の自分には戻らないぞ」という決意とともに、すべて処分しました。「お腹が出てもごまかせる服」や「太ってもはけるズボン」があると、つい油断してしまいますから。

洋服屋の店員さんの常套句《じょうとうく》、「お尻まで隠れますよ」「お腹がスッキリ見えますよ」には惑わされないようにしましょう。

そして、筋肉は年齢とともに落ちやすくなるので、筋トレの量は、年々増やしています。よく「年だから筋肉が落ちちゃった」といいますよね。

そうではなく、「**年だから、筋肉を落とさないように」しなければいけない**のです。いくつになっても若々しく生きるには、それなりの努力は必要です。

人と会う機会が減って身だしなみに気を使わなくなると、見た目が老けていきますよね。体も同じで、自分が自分のことをあきらめたら終わりなのです。

筋肉は3日使わないと落ちるといわれています。ただ、その一方で、筋肉はいくつになっても鍛えられます。

「年だから」とあきらめてしまっては、ただ老けていく一方です。

もしみなさんが若々しく健康に生きたいと思ったら、「年だから」とあきらめずに、この本で紹介してきたことのうち、できることから始めてください。

ただし、無理は禁物です。私も、筋トレは増やした一方で、すでに紹介したように、ジョギングはやめて、早歩きに変えました。走ることは膝への負担が大きいからです。

また、前より仕事のペース配分を考えるようになりました。以前は、クリニックが終わったあとに、原稿の執筆などを睡眠を削ってやっていました。今はそういうことはやめて、睡眠時間は確保するようにしています。

あきらめずに若々しくいる努力をする一方で、若い頃と同じようにできなくなってくる部分は当然出てくるので、その落としどころを見つけていくことも大切です。

ところで、「サザエさん」の波平さんの年齢をご存じですか？

「おじいちゃん」というイメージですが、なんと54歳だそうです。いつの間にか、私は波平さんを追い越していました。

今の50代は、波平さんよりもずいぶん若々しいですよね。むしろ、マスオさん（28歳！）のほうが近いのではないでしょうか。

クリニックの患者さんのなかには、80代、90代の方もいらっしゃいますが、みなさんご自宅から自分の足で歩いて来られます。歩き方も若く、「○○さん」とお名前を呼ぶと、サササッと歩いて診察室に入ってきて、診察が終わるとサササッと歩いて帰っていかれます。

そんな人生の先輩方の姿を見ていると、私もそういう年の重ね方をしたいなと思います。そうした患者さんたちの存在も、運動やなんちゃって糖質制限など、血管にいい生活習慣を続けるモチベーションになっているのです。

【参考文献】
・古川哲史『心臓によい運動、悪い運動』（新潮新書、２０２０年）
・『日経ヘルス／２０２２年夏号』（日経ＢＰ）

人生を自由自在に活動《プレイ》する

青春新書
PLAYBOOKS

人生の活動源として

いま要求される新しい気運は、最も現実的な生々しい時代に吐息する大衆の活力と活動源である。

文明はすべてを合理化し、自主的精神はますます衰退に瀕し、自由は奪われようとしている今日、プレイブックスに課せられた役割と必要は広く新鮮な願いとなろう。

いわゆる知識人にもとめる書物は数多く窺うまでもない。

本刊行は、在来の観念類型を打破し、謂わば現代生活の機能に即する潤滑油として、逞しい生命を吹込もうとするものである。

われわれの現状は、埃りと騒音に紛れ、雑踏に苛まれ、あくせく追われる仕事に、日々の不安は健全な精神生活を妨げる圧迫感となり、まさに現実はストレス症状を呈している。

プレイブックスは、それらすべてのうっ積を吹きとばし、自由闊達な活動力を培養し、勇気と自信を生みだす最も楽しいシリーズたらんことを、われわれは鋭意貫かんとするものである。

―創始者のことば―　小澤和一

著者紹介
池谷敏郎〈いけたに としろう〉
医学博士。池谷医院院長。1962年東京都生まれ。東京医科大学医学部卒業後、同大学病院第二内科に入局。血圧と動脈硬化について研究。97年、池谷医院理事長兼院長に就任。専門は内科・循環器科。現在も臨床現場に立つ。東京医科大学循環器内科客員講師、日本内科学会認定総合内科専門医、日本循環器学会循環器専門医。数々のテレビや新聞・雑誌などでも活躍しており、わかりやすい説明と明るく真摯な人柄が支持されている。
『人は血管から老化する』『1日5分！　血管ケアだけで20歳若返る！』（小社刊）、『60歳を過ぎても血管年齢30歳の名医が教える「100年心臓」のつくり方』（東洋経済新報社）など著書多数。

100歳《さい》まで切《き》れない、詰《つ》まらない！
血管《けっかん》の老化《ろうか》は
「足《あし》」で止《と》められた

青春新書 PLAYBOOKS

2023年5月25日　第1刷
2024年11月1日　第5刷

著者　池《いけ》谷《たに》敏《とし》郎《ろう》

発行者　小澤源太郎

責任編集　株式会社プライム涌光
電話　編集部　03(3203)2850

発行所　東京都新宿区若松町12番1号　〒162-0056　株式会社青春出版社
電話　営業部　03(3207)1916　振替番号　00190-7-98602

印刷・三松堂　製本・フォーネット社

ISBN978-4-413-21202-1